CREATIN

ANWENDUNG IM BODYBUILDING

CREATIN-WIRKUNG
DOSIERUNGSPLÄNE
TRAININGSPROGRAMME

NOVAGENICS

DIRK SCHULTE-WEBER

CIP-Titelaufnahme der deutschen Bibliothek:
Dirk Schulte-Weber
Creatin – Anwendung im Bodybuilding

6. Auflage Novagenics Verlag 2004

Inhalt

Verzeichnis der Abbildungen:

*

Einleitung

»Turbolader« oder »Superbenzin« ist häufig als Bezeichnung für Creatin zu lesen. Diese Schlagwörter lenken die Aufmerksamkeit des Lesers zu Recht auf ein Produkt, dessen leistungssteigernde Wirkungen und Resultate in der Tat beachtlich sind. Einige Sportler gehen sogar soweit, sie mit den Resultaten von Dopingmitteln zu vergleichen. Creatin ist aber kein Dopingmittel, sondern eines der wenigen, ungefährlichen und wirksamen Supplements.

Creatin (von griech. creas: Fleisch), auch Kreatin geschrieben, ist im menschlichen Körper vor allem im Muskel vorhanden. Es wird in der Leber hergestellt, kann aber auch über die Nahrung zugeführt werden. Ein Kilogramm Muskelfleisch vom Rind enthält z.B. bis zu fünf Gramm Creatin. Sie brauchen nicht kiloweise Fleisch zu essen, um ausreichend Creatin zuzuführen. Mit der Möglichkeit, Creatin als Nahrungsergänzung einzunehmen, lassen sich die vielen Vorteile des Creatins einfach und kostengünstig nutzen. Die gebräuchlichste Darreichungsform ist das Creatinmonohydrat in Pulverform. Creatin wird vereinzelt auch Weight Gain-Präparaten zugesetzt.

Populär wurde Creatin vor allem durch den britischen Sprinter Linford Christie, der 1992 nach dem Gewinn der Goldmedaille bei den Olympischen Spielen in Barcelona bekanntgab, daß Creatin die Quelle seines Erfolges sei. Der Siegeszug des Creatins wurde im Anschluß daran durch einige wissenschaftliche Studien entscheidend gefördert. Besonders der von Harris, Söderlund und Hultman 1992 erbrachte Nachweis, daß sich durch die gezielte Einnahme von Creatinmonohydrat in Verbindung mit intensivem Krafttraining eine enorme Zunahme an fettfreier Muskelsubstanz erzielen läßt, trug dazu bei. Creatin wurde daher als leistungssteigernde Substanz anerkannt.

Am sinnvollsten ist der Einsatz von Creatin in allen anaeroben Sportarten, bei denen Muskelkraft eine wichtige Rolle spielt, z.B. Bodybuilding, Gewichtheben, Wurf- und Stoßdisziplinen, Sprints, aber auch bei Sportarten mit vielen stop-and-go Bewegungen (Fußball, Basketball, Volleyball). Kaum positive Wirkungen (z.B. Erhöhung der Laufgeschwindigkeit) haben sich bisher bei Ausdauersportarten gezeigt, also bei aeroben Sportarten.

Über die Wirkungsweise von Creatin gibt es hierzulande nur wenig Informationen. Während die Hersteller von Creatin-Präparaten verschiedene, vielfach willkürliche Dosierungsanleitungen geben, so erfährt man nur selten, wie und warum Creatin wirkt. Welche Veränderungen verursacht Creatin im Muskel, wieso wirkt es leistungssteigernd und noch wichtiger: Gibt es Faktoren, die die Wirkung von Creatin beeinflussen?

Dieses Buch hilft Ihnen, den optimalen Nutzen aus der Anwendung von Creatin-Präparaten zu erzielen. Die dargelegten Informationen sind wissenschaftlich belegt (siehe Literaturverzeichnis) und geben Antwort auf die häufigsten Fragen. Sie brauchen nicht länger auf die Empfehlungen der Hersteller von Creatin–Produkten vertrauen, bei denen häufig auch wirtschaftliche Interessen mitspielen.

Das erste Kapitel enthält allgemeine Informationen zu Creatin. Es behandelt wissenschaftliche Studien, die die Wirksamkeit von Creatin beweisen, erklärt die Wirkungsweise von Creatin und gibt Aufschluß über die unterschiedlichen Creatinpräparate. Im zweiten und dritten Kapitel des Buches werden der Aufbau der Muskulatur (Kapitel II) und die verschiedenen Systeme der Energiebereitstellung (Kapitel III) ausführlich behandelt. Dieses Wissen liefert Ihnen die nötige Grundlage, um die Wirkung von Creatin besser verstehen zu können. Kapitel vier behandelt die Creatineinnahme und weitere leistungsbeeinflussende Faktoren wie Ernährung und Training. Dort finden Sie u.a. detaillierte Einnahmepläne für die Auflade- und Erhaltungsphase mit Creatin, exakte Trainingspläne, sowie Informationen über die korrekte Ernährung während der Creatin-Kur. Im Anschluß an jedes Kapitel werden die wichtigsten Fakten noch einmal stichpunktartig zusammengefaßt. Der informative Frage- und Antwortteil im fünften Kapitel vermittelt Tips und Tricks, wie sich die häufigsten Fehler bei der Anwendung von Creatin-Präparaten vermeiden lassen. Viel Erfolg!

»WIE WAR IHR TRAINING?
HABEN SIE JEDE WIEDERHOLUNG
BIS ZUM ABSOLUTEN
MUSKELVERSAGEN AUSGEFÜHRT?«

STUART MCROBERT

Super Supplement

Die Geschichte des Creatins

Seit über 50 Jahren gibt es Nahrungsergänzungsmittel, neudeutsch auch »Supplements« genannt. Beschränkte sich das Angebot zunächst auf Protein-, Vitamin- und Mineralstoffpräparate, so förderte das gesteigerte Interesse der Sportler und insbesondere das Konkurrenzverhalten großer amerikanischer Hersteller die Suche nach immer effektiveren Produkten zur Leistungssteigerung.

Eine Vielzahl wissenschaftlicher Studien brachte den Beweis, daß Creatin (in Form von Creatinmonohydrat) leistungssteigernd wirkt. Schon in den sechziger Jahren lenkten richtungsweisende Untersuchungen des Schweden Hultmann die Aufmerksamkeit auf Creatin als leistungssteigernde Substanz.

1970 wurde von Wissenschaftlern die Ansicht vertreten, daß Creatinphosphat die Muskelermüdung bei maximalen Kraftanstrengungen positiv beeinflußt. Ein niedriger Creatinphosphatwert sei der Hauptgrund, für eine Begrenzung der Muskelleistung (Spande & Schottelius).

Mit verbesserten wissenschaftlichen Nachweismethoden wurde später erkannt (Hultman & Sjoholm 1983), daß die Fähigkeit, anaerobe Energie (das ist die Energie, die der Muskel für die Ausübung einer kurzandauernden Arbeit benötigt) bereitzustellen, von zwei Faktoren entscheidend beeinflußt wird: einer Reduzierung der Milchsäureansammlung im Muskel und der Regenerationsfähigkeit der ATP-Speicher (Adenosintriphoshat, kurz »ATP« genannt, dient als Quelle für die Energiebereitstellung im Muskel).

Die bahnbrechende Untersuchung zum Thema Creatin wurde allerdings von Harris, Sölderlund und Hultman (1992) durchgeführt. In ihrer klinischen Untersuchung stellten sie fest, daß oral eingenommenes Creatinmonohydrat über den Darm unbeschädigt aufgenommen wird. Es ist damit ein effektives Präparat zur Erhöhung des Creatinphosphatanteils im Muskel und verbessert wirkungsvoll die anaerobe Leistungsfähigkeit. In Laboruntersuchungen ermittelten die Wissenschaftler, daß die Zufuhr von Creatinmonohydrat die Creatinkonzentration im Blutplasma um bis zu 50% steigert.

Im gleichen Jahr verkündete der Olympiasieger im 100m–Sprint, Linford Christie, daß er seine beachtliche Leistungssteigerung unter anderem der Einnahme von Creatinmonohydrat verdanke. War Creatin als Nahrungsergänzungsmittel damals nur vereinzelt erhältlich, so löste seine Aussage einen regelrechten Creatin-Boom aus. Mehr und mehr vorwiegend amerikanische Hersteller brachten Creatin-Präparate auf den Markt. Gab es Creatinmonohydrat anfangs nur in Tablettenform und zu fast unerschwinglichen Preisen, so führten Wettbewerb und verbesserte Herstellungsmethoden schnell zu günstigeren Preisen.

Wissenschaftliche Studien

1993 nahmen Greenhaff und Kollegen Untersuchungen an 12 Testpersonen vor. Es stellte sich heraus, daß die Muskeln der Gruppe, die Creatinmonohydrat zu sich genommen hatten, besser auf das in Verbindung mit der Studie durchgeführte Krafttraining ansprachen. Creatinmonohydrat sei daher kein Werbegag, sondern ein wirkungsvolles Präparat für alle Athleten, die in Sportarten tätig sind, wo »explosive« Kraftentfaltung gefordert ist. Auch können Sportler durch die Einnahme von Creatinmonohydrat die Muskelermüdung hinauszögern und so mit einer höheren Intensität trainieren als zuvor.

Leibovitz (1994) fand heraus, daß anaerob trainierende Sportler (Kraftsportler und Bodybuilder) am meisten von einer Nahrungsergänzung mit Creatinmonohydrat profitieren.

Eine Gruppe um Lemon (1995) befaßte sich mit den Auswirkungen von Creatinmonohydrat auf die Maximalkraftleistung des Athleten. Die beteiligten Sportler nahmen fünf Tage lang Creatinmonohydrat ein und trainierten dabei mit maximalem Krafteinsatz (d.h. im Bereich von 95–100% der Maximalleistung). In diesem relativ kurzen Zeitraum erhöhte sich die Maximalkraft der Testpersonen im Durchschnitt um 11%.

Die aufgeführten Untersuchungen beweisen: Die Einnahme

von Creatinmonohydrat zum Aufbau von Muskelmasse und Kraft ist definitiv zu empfehlen. Sportler, die vorwiegend mit anaeroben Belastungen (Bodybuilding, Gewichtheben) trainieren, profitieren besonders von Creatinmonohydrat.

Chemische Zusammensetzung

Creatin (C4H9O2N3), auch Methylguanidinessigsäure genannt, entsteht im menschlichen Körper als Zwischenprodukt des Energiestoffwechsels. Aus den drei Aminosäuren Glycin, Arginin und Methionin wird Creatin in der Leber und zum Teil auch in den Nieren gebildet. Durch diese körpereigene Creatinsynthese kann täglich maximal 1g Creatin hergestellt werden.

In der Leber und in der Niere vollzieht sich der erste Schritt der Creatinsynthese. Glycin und Arginin werden zu Guanidinacetat (das Guanidinsalz der Essigsäure) umgewandelt. Die entstandene Säure wird anschließend durch die sog. Methylierung unter Zuhilfenahme von Methionin zu Creatin aufgebaut. Das fertige Creatinmolekül kann Phosphorsäure aufnehmen und wird dadurch zu Creatinphosphat. Wird das Phosphat wieder abgegeben, entsteht als End- und Ausscheidungsprodukt dieses Stoffwechselvorganges Creatinin. Täglich werden 1,0 bis 1,5 Gramm Creatin zu Creatinin abgebaut und mit dem Urin ausgeschieden.

Da höchstens 1g pro Tag im Körper aus Aminosäuren hergestellt werden kann, kommt der Creatinaufnahme über die Nahrung besondere Bedeutung zu. Vegetarier dürften bei intensiver sportlicher Belastung Probleme haben, ihre Creatinspeicher effektiv wieder aufzufüllen. Besonderes Gewicht muß bei vegetarischer Lebensweise auch der Tatsache zugemessen werden,

Der Creatin-Stoffwechsel

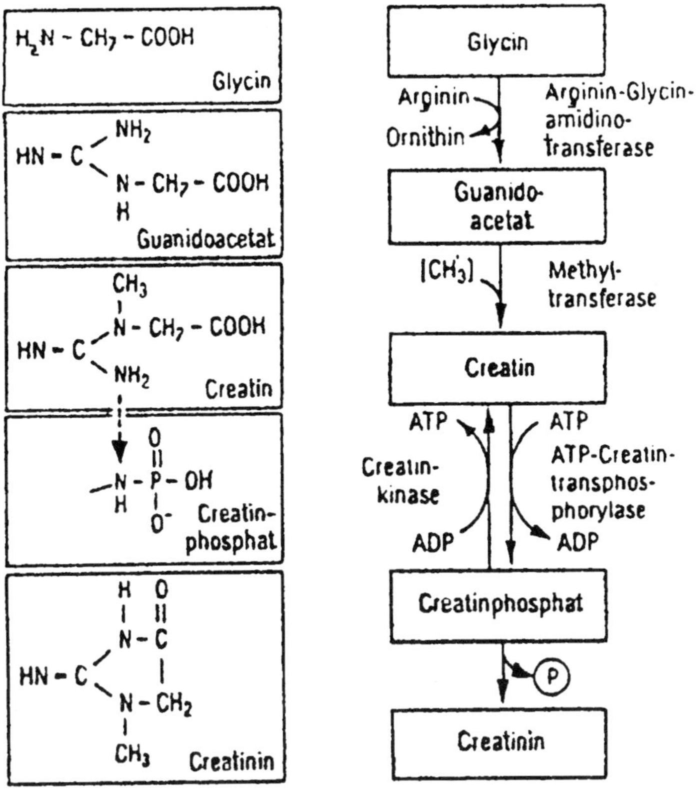

Die Abbildung rechts zeigt den Creatin-Stoffwechsel im Körper: Über Glycin und Guanidoacetat wird Creatin aufgebaut; durch Anlagerung eines Phosphorsäurerests entsteht Creatinphosphat, das nach Abgabe des Phosphats zu Creatinin abgebaut und ausgeschieden wird. Die Abbildung links zeigt die Molekülstruktur der einzelnen Stufen des Creatinstoffwechsels.

Grafik entnommen: Roche Lexikon Medizin, 2. Auflage. Urban & Schwarzenberg 1987, S. 342

daß die Eiweißversorgung ohnehin unterdurchschnittlich ausfällt. Damit stünde dem Vegetarier, der ja auf Fleisch als Creatinquelle verzichten muß, auch weniger Arginin zur körpereigenen Herstellung von Creatin zur Verfügung (Reuss und Wodick 1996).

Creatinquellen und -speicherung

Im menschlichen Körper wird der überwiegende Teil (bis zu 95%) des Creatins in der Skelettmuskulatur gespeichert. Der Normalgehalt an Creatin im Muskel liegt bei ca. 3 Gramm pro Kilogramm und kann durch die orale Einnahme von Creatinmonohydrat auf bis zu 5 Gramm pro Kilo gesteigert werden (Colgan 1996:45). Ein 80 Kilogramm schwerer Mann speichert demnach bis zu 150 Gramm Creatin im Körper. Im Muskel liegt Creatin als Creatinphosphat, kurz CP, vor. Zusammen mit dem ATP (Adenosintriphosphat) bildet es das sog. ATP-CP System. ATP ist in jeder Muskelzelle gespeichert und stellt als energiereiches Phosphat die direkte Energiequelle für die Kontraktionen der Skelettmuskulatur dar.

Die restlichen 5% des Creatins sind im Blut enthalten, um kurzfristigen Nachschub für Muskelkontraktionen zu gewährleisten. Im Blut schwanken die Werte stärker und liegen zwischen 0,3 und 0,8 mg/100 ml Blut. Der Creatinspiegel im Blut kann sich bei Fieber, bei kohlenhydratfreier Ernährung, im Hungerzustand und natürlich nach oraler Einnahme erhöhen. Je nach Trainingsstand und der zusätzlichen Einnahme von Creatinmonohydrat variieren die Blutwerte.

Der Muskel kann immer nur eine bestimmte Menge an Creatin speichern; so sind die Vorräte nach einem intensiven Training rasch erschöpft. Zur schnelleren Erholung der ATP-Reserven benötigt der Muskel Creatin. Die Bereitstellung des Creatins erfolgt sowohl durch chemische Aufbauprozesse (Synthese) in der Leber, als auch durch die Aufnahme über die Nahrung. Besonders rohes, rotes Fleisch weist einen hohen Creatingehalt (ca. 5g pro kg) auf. Fleischesser nehmen daher täglich Creatin zu sich und füllen auf diese Weise ihre Creatinspeicher schneller wieder auf als Vegetarier. Sportlern wurde früher schon der Verzehr von mageren Steaks zur Leistungssteigerung empfohlen, ohne allerdings die spezielle Bedeutung des Creatins zu kennen.

Im Zeitalter der Supplements besteht nun die Möglichkeit, Creatin ohne »Umwege« zuzuführen. Als Creatinmonohydrat eingenommen, erhöht es die Creatinkonzentration im Blut und steht dem arbeitenden Muskel unmittelbar zur Verfügung. Die Erhöhung des Creatinspiegels im Blut hält allerdings nur ein bis eineinhalb Stunden nach der Einnahme von Creatinmonohydrat vor, dann führen Abbauprozesse im Körper zu einem Absinken des Creatinspiegels. Die tägliche Ausscheidungsrate in Form von Creatinin liegt zwischen 1,0 und 1,5 Gramm. Dieser ständige Creatinabbau muß entweder über die tägliche Ernährung oder durch Eigenproduktion (Synthese in der Leber) wieder ausgeglichen werden. Da bei aktiven Sportlern die Ausscheidungsrate höher liegt als bei Nichtsportlern, ist auch deren Bedarf an Creatin höher.

Creatin/Creatinphosphat

Im ATP-CP System (stellt die Energie für jegliche Kontraktion der Skelettmuskulatur bereit) übernimmt Creatin zwei wesentliche Aufgaben: Es kann sowohl Energieempfänger (Akzeptor) als auch Energiespender (Donator) sein.

Als Empfänger nimmt Creatin bei jeder Kontraktion der Muskulatur einen Phosphorsäurerest auf und wird dadurch zu Creatinphosphat, kurz CP. Dieser Phosphorsäurerest entsteht durch die Umwandlung von ATP (Adenosintriphosphat) zu ADP (Adenosindiphosphat), wobei ein Phosphatmolekül abgespalten wird. Als Spender stellt Creatin in Form des Creatinphosphat den Phosphorsäurerest wieder zur Verfügung. Dieser Vorgang sorgt für den Aufbau von ADP zu ATP, das dann erneut für Muskelkontraktionen zur Verfügung steht.

Etwa 60% des Creatins liegen im Muskel ständig als Creatinphosphat vor, um nach erfolgter Muskelkontraktion sofort als Energiespender zu dienen. Durch die Abgabe des Phosphorsäurerests wird weitere Energie für die Muskelkontraktion geliefert. Nach erfolgter Energiebereitstellung wird das zurückbleibende Creatin als Creatinin mit dem Harn ausgeschieden. Die restlichen 40% des Creatins liegen in ungebundener Form (als Creatin) vor, um als Energieempfänger die nach wiederholter Muskelkontraktion freiwerdenden Phosphorsäurereste an sich zu binden. Das so entstandene Creatinphosphat kann nun ein weiteres Mal Energie bereitstellen.

Man könnte nun meinen, daß es sinnvoll sei, gleich Creatinphosphat als Nahrungsergänzung einzunehmen. Das funktioniert aber nicht, denn das Creatinphosphat-Molekül ist zu groß. Es kann nicht unbeschädigt über den Darm aufgenommen werden. Nur Creatin aus der Nahrung oder in Form von Creatinmonohydrat kann direkt verstoffwechselt werden.

Die oben genannten Eigenschaften des Creatins zeigen, wie wichtig es ist, täglich ausreichend Creatin zuzuführen. Durch die Einnahme von Creatin (z.B. Creatinmonohydrat-Supplements) kann der Muskel mehr Creatinphosphat bilden und das ATP-CP System ist in der Lage, länger Energie bereitzustellen. Der Sportler kann intensiver trainieren, sich besser erholen und somit schneller Kraft und Muskelmasse aufbauen.

Weitere Vorteile von Creatin

Neben den bereits genannten Aufgaben (Energieakzeptor und -donator) erfüllt Creatin nicht nur im Muskel, sondern auch im Blut positive Funktionen.

Das bei der Umwandlung von ATP zu ADP freiwerdende Phosphat verursacht einen Anstieg des lokalen PH-Wertes im Muskel. Je mehr sich der PH-Wert im Körpergewebe verändert, desto langsamer laufen viele Stoffwechselreaktionen ab; die Enzymsysteme funktionieren nur bei neutralem PH-Wert optimal. Creatin bindet nun das freiwerdende Phosphat an sich und wird damit zu Creatinphosphat. So wird eine schnelle Änderung des PH-Wertes vermieden und einer Muskelermüdung vorgebeugt. Die im Muskel vorhandenen Creatinphosphat-Moleküle haben bereits eine Übersäuerung der Muskelzelle abgewehrt, als sie aus Creatin und frei gewordener Phosphorsäure gebildet wurden.

Nachdem ein Molekül Creatinphosphat sein Phosphat zum Aufbau von ATP abgegeben hat, wird es wieder zu Creatin, bevor es als Creatinin mit dem Harn ausgeschieden wird. Ein Muskel, dessen Creatinspeicher ausreichend aufgeladen sind, leistet demnach mehr: Der Säuregehalt des Muskels bleibt länger im optimalen Bereich, und die für den Muskelaufbau so wichtige »letzte Wiederholung« kann abgeschlossen werden.

Überdies verbessert Creatin die Fähigkeit des Muskels, Glykogen, die Speicherform der Kohlenhydrate, zu bilden (ein Molekül Glykogen besteht aus zwei Molekülen Glukose). Glykogen liefert Energie für ausdauernde Belastungen der Muskulatur und wird aus Glukose (Blutzucker) gebildet. Für die Umwandlung von Glukose zu Glykogen werden Sauerstoff und das Hormon Insulin benötigt. Insulin wird von der Bauchspeicheldrüse produziert, wobei die Insulinausschüttung von der Höhe des Blutzuckerspiegels abhängig ist: Ein Anstieg des Blutzuckerspiegels führt zur Ausschüttung von Insulin.

Insulin ermöglicht die Einlagerung von Glukose als Glykogen in die Muskelzelle, indem es die Durchlässigkeit der Zellmembran für Glukose verbessert. Wird Insulin ausgeschüttet, kann Glukose leichter und schneller in die Muskelzelle transportiert werden, wodurch aber der Blutzuckerspiegel absinkt. Diese hypoglykämische (Blutzuckerspiegel senkende) Wirkung des Insulins wird durch Creatin noch verstärkt. Creatin beschleunigt das Eindringen des Zuckers in die Zelle. Auf diese Weise kann dem Muskel zeitlich begrenzt mehr Glykogen zur Verfügung gestellt werden, was eine verstärkte und länger anhaltende Muskelleistung zur Folge hat.

Eine weitere positive Funktion des Creatins ist die verstärkte Wasserspeicherung. Creatin wirkt wie ein »Wassermagnet«. Es scheint sogar, daß ein Gramm von der Muskelzelle aufgenommenes Creatin bis zu 50 Gramm Wasser anzieht (Phillips 1996). Der Muskel kann auf diese Weise mehr Wasser speichern und eine Zellvergrößerung setzt ein. Zur Energiebereitstellung benötigte Substanzen können in größerer Menge in der Muskelzelle gespeichert werden und schaffen somit ein günstiges Umfeld für schnelles Muskelwachstum. Die Muskeln wirken durch das eingelagerte Wasser größer und voller, aber nicht »glatter«, da das Wasser nicht unter der Haut, sondern definitiv im Muskel gehalten wird.

Die Auswirkungen der Creatin-Supplementation

Creatin wird auf natürliche Weise in der Leber und teilweise in den Nieren gebildet. Über das ATP-CP Energiesystem wird Creatin zur Energielieferung herangezogen, zu Creatinin abgebaut und anschließend über den Harn ausgeschieden. Die im Muskel zur Verfügung stehende Menge an Creatinphosphat stellt jedoch den limitierenden Faktor bei der Energiebereitstellung durch das ATP-CP System dar. Kann die Menge an Creatinphosphat auf natürlichem Wege erhöht werden, dann kann das ATP-CP System mehr Energie bereitstellen und ausgiebiger arbeiten.

Seitdem wissenschaftlich bewiesen ist (Harris et al. 1992), daß oral eingenommenes Creatin (als Creatinmonohydrat) bis zu 50% mehr Creatinphosphat im Muskel bereitstellen kann, ist auch der Beweis für die leistungssteigernde Wirkung von Creatin erbracht. Für den Sportler ergeben sich durch die Nahrungsergänzung mit Creatinmonohydrat spürbare positive Veränderungen. Steht der Muskulatur mehr Creatin zur Verfügung, als normalerweise im Körper vorhanden ist, kommt es zu den folgenden günstigen Auswirkungen:

- der Muskel kann bis zu 50% mehr Creatinphosphat als Energie-Donator bereitstellen;

- der Muskelaufbau wird beschleunigt;
- Kraft und Kraftausdauer können in vier bis sechs Wochen um bis zu 10% gesteigert werden;
- Creatin bindet Wasser und führt damit zu einer Vergrößerung der einzelnen Muskelzellen. Die Muskulatur wirkt »voller«;
- die Regenerationszeiten sowohl zwischen den Sätzen als auch zwischen den Trainingseinheiten werden verkürzt;
- die Muskelermüdung wird hinausgezögert und ermöglicht ein intensiveres und länger andauerndes Training.

Wie bei fast allen Präparaten, die eine definitive Leistungssteigerung ermöglichen, kann auch bei der Einnahme von Creatinmonohydrat mit Nebenwirkungen gerechnet werden. Nachfolgende Aspekte sollten daher berücksichtigt werden, steht doch die Erforschung des Creatins noch am Anfang, und Langzeitstudien und -auswirkungen sind entweder nicht vorhanden oder noch unbekannt:

- Colgan (1995) berichtet darüber, daß Übelkeit und Magenunverträglichkeiten durch fortgesetzte Einnahme von Creatinmonohydrat auftreten können.
- Die Auswirkungen von Creatinmonohydrat auf die Leber, dem Hauptproduzenten des Creatins, sind noch völlig unbekannt. Es wird jedoch vermutet, daß besonders hohe Dosierungen (20–30g pro Tag) über einen längeren Zeitraum eingenommen, sich negativ auf die körpereigene Creatinsynthese auswirken können.
- Auch die Nieren werden belastet. Durch die zusätzliche Aufnahme von Creatin wird vermehrt Creatinin ausgeschieden. Personen, die an Niereninsuffizienz (eingeschränkte

Fähigkeit der Nieren, die stickstoffhaltigen Endprodukte des Eiweißstoffwechsels auszuscheiden) leiden, sollten ihren Arzt konsultieren, bevor sie mit der Einnahme von Creatinmonohydrat beginnen. Sie können die Abbauprodukte des Eiweißstoffwechsels nicht in ausreichendem Maße ausscheiden und laufen Gefahr, an Nierensteinen zu erkranken.

Falls die Nierenfunktion nicht bereits zu stark eingeschränkt ist, kann bei diesen Personen eventuell folgendermaßen verfahren werden: Es sollte ein Creatin-Einnahmemodell mit niedriger Dosis (siehe hierzu Kapitel 4) und zur Proteinversorgung nur sehr hochwertiges Eiweiß gewählt werden. Über eine sinnvolle Kombination von Aminosäuren mit natürlichen Eiweißspendern kann die Wertigkeit z.T. drastisch erhöht werden (z.B. Arginin und Milch, oder die »klassische« Kombination von Vollei mit Kartoffeln).

So kann die Gesamt-Proteinaufnahme gering gehalten werden, ohne dem Körper das für den Muskelaufbau so wichtige Protein vorzuenthalten (siehe hierzu auch Arndt: Leistungssteigerung durch Aminosäuren, 7. Auflage Novagenics-Verlag 1996). Der Hausarzt sollte aber unbedingt zuvor befragt werden; eventuell sind in kurzfristigen Abständen Tests der Nierenfunktion angebracht, um die Auswirkungen der Creatin- und Eiweißeinnahme zu kontrollieren.

Creatinmonohydrat

Creatinmonohydrat (die Form, in der Creatin in Nahrungsergänzungen angeboten wird) entsteht durch die Verbindung von je einem Creatinmolekül mit einem Wassermolekül. Es ist ein geruchs- und geschmacksneutrales, kristallines Pulver und löst sich gut in Flüssigkeiten auf. Als Darreichungsform ist es in Kapseln, als Pulver oder als Zusatz in einigen Proteinpräparaten erhältlich. Zu beziehen sind Creatinmonohydrat-Supplements über den Versandhandel, Bodyshops, Fitness-Studios und Apotheken.

Der Preis kann stark variieren, wobei das teuerste Produkt nicht unbedingt das beste sein muß. Entscheidender Maßstab für die Qualität von Creatinmonohydrat ist der tatsächliche Creatinmonohydrat-Anteil. Grundsätzlich ist 100% reines Creatinmonohydrat die beste Wahl. Gern werden noch andere, »billigere« Stoffe z.B. Kohlenhydrate oder Proteine beigemischt, die dann teuer bezahlt werden und den Creatingehalt pro 100g drastisch verringern. Ein Vergleich lohnt sich, auch um den eigenen Geldbeutel zu schonen. Es empfiehlt sich, eine größere Menge (es werden Packungsgrößen bis zu 1000 Gramm angeboten) zu erwerben. Diese kann dann mit Freunden oder Trainingspartnern geteilt werden. Für eine vierwöchige Einnahmephase werden pro Person, je nach Dosierung, etwa 150–500 Gramm benötigt.

Creatinmonohydrat und Protein

Die Bedeutung einer ausreichenden Proteinzufuhr für maximalen Masse- und Kraftaufbau ist schon lange bekannt. Einige Hersteller sind daher auf die Idee gekommen, Creatinmonohydrat mit Protein zu mischen. Dadurch sollen die vielen Vorteile beider Inhaltsstoffe zu einem noch wirksameren Präparat vereinigt werden. In der Praxis erweisen sich diese Präparate jedoch als nicht optimal. Wird während der Aufladephase (Aufladephase bzw. Erhaltungsphase, siehe Kapitel 4) noch ausreichend

Protein zugeführt, so reduziert sich mit abnehmendem Creatinbedarf in der Erhaltungsphase auch die Proteinzufuhr, wenn neben der Protein-/Creatinmischung wenig anderes Protein zugeführt wird.

Protein muß aber während intensiver Trainingsphasen immer in konstanter Menge (bis zu 2,9 Gramm pro Kilogramm Körpergewicht, Bompa 1993:210) zugeführt werden, um einem unerwünschten Muskelabbau entgegenzuwirken. Protein-/Creatinmischungen können die Zufuhr zweier wichtiger Nährstoffe zwar vereinfachen, erleichtern die Berechnung der Creatin- und Eiweißzufuhr aber nicht unbedingt. Zudem wird durch Kombi-Präparate die Berechnung des reinen Creatinanteils und die Preiswürdigkeit des Präparates erschwert. In der Praxis hat sich die Verwendung von Creatinmonohydrat in reiner Form bewährt.

Führte die Forschung der Supplement-Hersteller letztlich von Proteinpulvern zu hocheffektiven Aminosäuren-Präparaten, so ergab sich im Laufe der Untersuchungen zu Creatinmonohydrat die Schlußfolgerung, Creatin mit Aminosäuren zu kombinieren. Da Creatin aus den Aminosäuren Glycin, Arginin und Methionin gebildet wird, vermutete man, daß sich durch Zusatz dieser Aminosäuren die Wirkung von Creatinmonohydrat noch steigern lasse.

Dieser Vermutung lag folgende Theorie zu Grunde: Ein Mangel an Glycin, Arginin oder Methionin würde die natürliche Bildung von Creatin im Körper vermindern. Liegen die genannten Aminosäuren aber in ausreichender Menge vor, brauchen sie in der Leber nur noch entsprechend zusammengesetzt werden, um neues Creatin zu erzeugen. Mit einer solchen Aminosäuren-Kombination stünde der Muskulatur sofort Energie durch Creatinmonohydrat, und anschließend über die Synthetisierung zu Creatin in der Leber, zur Verfügung. Diese Vermutung bleibt aber vorerst nur eine (wenn auch glaubhafte) Theorie, die bislang nicht wissenschaftlich bewiesen ist.

Creatinmonohydrat und Insulin

Von Insulin weiß man, daß es die Aufnahmefähigkeit der Muskeln für Glukose verbessert. Mehr Glykogen (die Speicherform von Glukose) im Muskel bedeutet, ähnlich wie mehr Creatinphosphat, eine längere Energiebereitstellung im anaeroben Bereich. Insulin wirkt sich auch positiv auf die Einnahme von Creatinmonohydrat aus. Studien haben gezeigt, daß es Creatinmoleküle förmlich in die Muskelzelle »treibt« (Phillips 1996). Insulin ermöglicht somit eine schnellere und bessere Aufladung des Muskels mit Creatin. Voraussetzung für diesen Vorgang ist ein kurzfristig gesteigerter Insulinausstoß bei gleichzeitiger Einnahme von Creatinmonohydrat.

Der Organismus kann auf einfache Weise veranlaßt werden, vermehrt Insulin auszuschütten. Da die Insulinproduktion der Bauchspeicheldrüse an den Blutzuckerspiegel gekoppelt ist, führen Schwankungen des Blutzuckerspiegels zu einem gesteigerten bzw. verringerten Insulinausstoß. Steigt der Blutzuckerspiegel, wird vermehrt Insulin ausgeschüttet; sinkt er, so verringert sich auch die Insulinabgabe. Ein schneller Anstieg des Blutzuckerspiegels läßt sich leicht herbeiführen: Schon die Gabe von 35–50 Gramm Kohlenhydraten führt kurzfristig zu einer starken Ausschüttung von Insulin, das die Creatinmoleküle schnell in die Muskelzellen befördert. Um diesen Vorteil zu nutzen, sollten Creatinmonohydrat-Präparate immer mit einem kohlenhydrathaltigen Getränk (roter Traubensaft oder Traubenzucker, in Mineralwasser verrührt) eingenommen werden.

Creatincitrat

Auf der Suche nach immer wirkungsvolleren Creatin-Präparaten glauben einige Hersteller, das »non-plus-ultra« sei Creatincitrat. Dieses Produkt soll Creatin mit dem intermediären Krebszyklus verbinden. Der Krebszyklus spielt aber nur eine Rolle für die Energiebereitstellung aerober Belastungen, also in Ausdauersportarten. Es scheint vielmehr, daß die Hersteller Creatin (in Form von Creatincitrat) nun auch in Ausdauersportarten vermarkten wollen. Allerdings hat die überwiegende Anzahl der bisher durchgeführten Studien mit Ausdauersportlern gezeigt, daß durch Creatinmonohydrat keine sichtbaren Leistungssteigerungen erzielt wurden.

Es bleibt abzuwarten, wie weit die Forschung zum Thema Creatin fortschreitet. Fest steht, daß bisher nur für Creatinmonohydrat der Nachweis einer leistungssteigernden Wirkung wissenschaftlich bewiesen ist.

Zusammenfassung

- Die leistungssteigernde Wirkung von Creatinmonohydrat ist durch zahlreiche wissenschaftliche Studien nachgewiesen.
- Für anaerob trainierende Sportler (Bodybuilder, Gewichtheber, Sprinter usw.) ist Creatinmonohydrat ein effektives Präparat zum Kraft- und Masseaufbau.
- Eine leistungssteigernde Wirkung für aerobe Belastungen (Ausdauersportarten) ist (noch) nicht nachgewiesen.

- Creatinphosphat und Adenosintriphosphat-Präparate sind unwirksam. Die einzelnen Moleküle sind zu groß, um unzerstört über den Darm aufgenommen zu werden.
- Eine leistungssteigernde Wirkung von Creatincitrat-Präparaten ist bislang nicht nachgewiesen.
- Creatinmonohydrat und Protein sollten nicht als Kombinationspräparate, sondern besser einzeln eingenommen werden.
- Creatin verbessert die Fähigkeit des Muskels, Glykogen zu speichern. Der Muskel kann länger und intensiver belastet werden.
- Creatin bindet Wasser und führt damit zu einer Vergrößerung der einzelnen Muskelzellen, die Muskulatur wirkt »voller«.
- Ein kurzfristiger Insulinausstoß, ausgelöst durch einen Anstieg des Blutzuckerspiegels, treibt Creatinmoleküle in die Muskelzelle und ermöglicht eine schnellere Aufladung des Muskels mit Creatin.
- Um die Wirkung des Insulins zu nutzen, sollten Creatinmonohydrat-Präparate immer mit einem kohlenhydrathaltigen Getränk (roter Traubensaft, Traubenzucker in Mineralwasser) eingenommen werden.
- Der Preis von Creatinmonohydrat-Präparaten kann sehr variieren, wobei das teuerste Produkt nicht unbedingt das beste sein muß. Grundsätzlich ist 100% reines Creatinmonohydrat die beste Wahl.
- Personen mit eingeschränkter Nierenfunktion sollten ihren Arzt konsultieren, bevor sie mit der Einnahme von Creatinmonohydrat beginnen.

- Die Erforschung des Creatins steht noch am Anfang. Bislang sind keine gravierenden Nebenwirkungen der Creatin-Einnahme bekannt geworden, so daß es als sicheres und effektives Mittel zur Leistungssteigerung gelten kann. Noch ausstehende Langzeitstudien könnten allerdings schädliche Nebenwirkungen zutage fördern.

*

»WENN SIE KRAFT AUFBAUEN WOLLEN,
ACHTEN SIE AUF IHRE FORTSCHRITTE,
NICHT AUF DEN SPASS AN DER SACHE.
DIE FREUDE STELLT SICH GANZ VON ALLEIN EIN,
WENN SIE DEN ERFOLG SEHEN.«

BILL STARR

Der Muskel

Das Muskelgewebe

Zum besseren Verständnis der Creatinwirkung im Muskel wird in diesem Kapitel näher auf die Zusammensetzung und Funktion der Muskulatur eingegangen. In Kapitel 3 wird die Wirkung von ATP und Creatin im Muskel genauer erläutert; in Kapitel 4 werden verschiedene Strategien der Creatin-Einnahme, sowie Trainingsprogramme für den Aufbau von Muskelmasse und Kraft angeführt.

Das Muskelgewebe unterteilt sich in zwei Hauptgruppen, die »glatte« und die »quergestreifte« Muskulatur. Die Herzmuskulatur nimmt eine Sonderstellung ein, auf die in diesem Kapitel nicht eingegangen wird. Die glatte oder auch unwillkürlich arbeitende Muskulatur ist dem direkten Einfluß des Menschen entzogen; er kann die Aktivität dieser Muskulatur nicht beeinflussen. Die Darmtätigkeit z.B. wird über das intramurale System, das sind eigengesetzlich arbeitende Nervenknoten, aktiviert. Die Muskeln der Eingeweide, der Blutgefäßwände und der Atmungsorgane zählen ebenfalls zur glatten Muskulatur.

Die für den Athleten interessantere Gruppe ist die quergestreifte Muskulatur, auch Skelettmuskulatur genannt, denn sie ist willkürlich beeinflußbar. Sie arbeitet rasch, ist an keinen Rhythmus gebunden, bewußt kontrahierbar und ihre Reizung erfolgt über die zerebrospinalen (das Hirn und das Rückenmark betreffende) Nerven. Sie ermöglicht es, daß der Körper aufrecht steht und koordinierte, sowie kontrollierte Bewegungsabläufe vollziehen kann. Die Skelettmuskulatur hat etwa 40% Anteil am Gesamtkörpergewebe. Die Sportwissenschaft unterscheidet bei der Skelettmuskulatur zwischen:

- Agonisten, die Muskeln, die eine Primärbewegung ausüben, wie z.B. der Bizeps;
- Antagonisten, die als Gegenspieler zum Agonisten fungieren und auf diese Weise die Gegenbewegung gewährleisten, wie z.B. der Trizeps;
- Synergisten, die den Agonisten oder auch den Antagonisten bei seiner Arbeit unterstützen;
- neutralisierende Muskeln, die unerwünschten Bewegungen des Agonisten entgegenwirken.

Die Muskelstruktur

Der Muskel ist ein Organ, das aus verschiedenen Gewebearten besteht: aus Muskel-, Binde- und Nervengewebe, sowie Blutgefäßen. Das Muskelgewebe selbst macht allerdings den größten

Struktur des Muskels

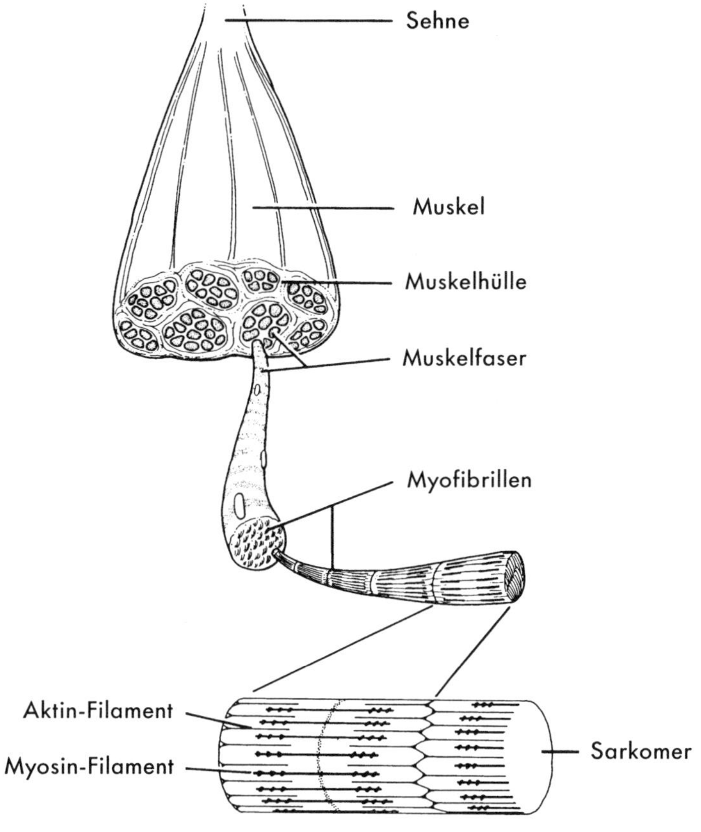

Grafik entnommen: Phillip A. Sienna: One Rep Max – A Guide To Beginning Weight Training. Benchmark Press Inc., Carmel 1989, S. 85

Teil des Muskels aus und setzt sich aus vielen Muskelzellen, den sog. Muskelfasern, zusammen. Sie können eine Dicke von bis zu 0,1 mm sowie eine Länge von bis zu 20 cm erreichen, und erstrecken sich jeweils über die ganze Länge eines Muskels.

Jede einzelne Muskelfaser besteht aus einer komplexen Ansammlung verschiedener Elemente. Die Faser beinhaltet einige schmale, fadenähnliche Bündel mit einem Durchmesser von etwa einem Mikrometer, die Myofibrillen genannt werden (»Myo« bedeutet Muskel und »Fibrille« Fäserchen). Ihrerseits setzen sich die Myofibrillen wiederum aus kleineren Abschnitten, den Sarkomeren zusammen, die wie die Perlen einer Schnur aneinandergereiht und miteinander verbunden sind. Diese kleinste Einheit der Myofibrille, das Sarkomer, beinhaltet die Filamente (fadenförmige Proteinmoleküle), die aus Eiweiß aufgebaut werden. Es gibt zwei Arten von ihnen: das dünnere Aktin- und das dickere Myosinfilament. Jedes Myosinfilament wird von mindestens sechs oder mehr Aktinfilamenten umgeben.

Mehrere Fasern bilden ein Muskelfaserbündel (fascilus), das mit Bindegewebe (perimysium) umhüllt ist. Sämtliche Muskelfaserbündel werden nochmals mit Bindegewebe (epimysium) umgeben, um den Muskel als Organ vom umgebenden Gewebe abzugrenzen

Der Skelettmuskel hat an seinen Enden jeweils eine Sehne, über die er mit einem oder auch mehreren Knochen verwachsen ist. Der Muskel ermöglicht erst die willkürliche Bewegung zweier oder mehrerer Knochen, die über ein Gelenk flexibel miteinander verbunden sind. Die Befestigung des Muskels, die sich am stabileren Teil des Skeletts befindet, wird Ursprung und die entgegengesetzte Stelle am zu bewegenden Knochen

Aufbau eines Muskelfaserbündels

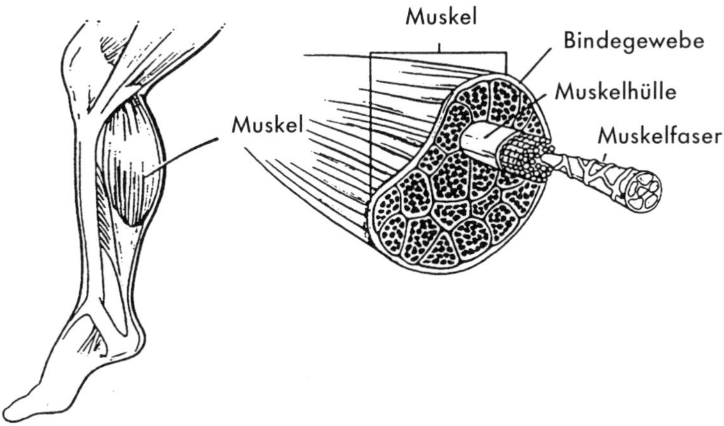

Grafik von: Prentice, W.E.: Rehabilitation Techniques in Sports Medicine. Time Mirror/Mosby College Publishing, Toronto 1990. Grafik entnommen: Tudor O. Bompa: Periodization Of Strength, Veritas Publishing Inc., Toronto 1993, S. 33

Ansatz genannt. Der Quadrizepsmuskel z.B. hat seinen Ursprung an der Hüfte und seinen Ansatz am Knie. Diese Befestigungspunkte und somit auch die Form eines Muskels, sind genetisch festgelegt (Tuttle 1990:19f), und lassen sich auch durch das intensivste Training nicht verändern. Das erklärt, warum nicht jeder so gewaltige Arme wie Arnold Schwarzenegger entwickeln kann.

Zwischen den Geschlechtern gibt es, qualitativ gesehen, keine Unterschiede in der Muskelstruktur. Die Fähigkeit, Kraft zu erzeugen, ist sowohl beim männlichen als auch beim weiblichen Muskelgewebe die gleiche (Sienna 1989:88f). Der Mann ist jedoch kräftiger, weil er insgesamt mehr Muskelgewebe besitzt. Das männliche Geschlechtshormon Testosteron ist für die größere Muskelmasse verantwortlich.

Muskelkontraktion

Die Fähigkeit des Muskels, kontrahieren (anspannen) zu können, wird von der Anzahl und Länge der Muskelfasern, dem Muskelquerschnitt sowie der Anordnung der Sarkomere bestimmt. Da die Anzahl der Muskelfasern genetisch festgelegt und nicht veränderbar ist, hat jegliche Art von Krafttraining immer nur Einfluß auf die Aktin- und Myosinfilamente des Muskels. Als Folge von kontinuierlichem und intensivem Training vermehren sich die Aktin- und Myosinfilamente und die Kontraktionskraft des Muskels nimmt zu: der Muskel wird stärker (Bompa 1993:32).

Um die Kontraktion eines Muskels im einzelnen zu verstehen, ist es notwendig, das Geschehen innerhalb eines Sarkomers zu betrachten. Die am weitesten akzeptierte Theorie ist die »sliding filament theory« (die Filamentgleit-Theorie). Das Sarkomer bildet die kleinste verkürzbare Einheit eines Muskels. Die darin vorhandenen Aktin- und Myosinfilamente gleiten während der Kontraktion übereinander, ohne jedoch ihre eigene Länge zu verändern. Um den Gleitvorgang innerhalb eines Sarkomers durchführen zu können, sind die Myosinfilamente mit Querbrücken und die Aktinfilamente mit dafür geeigneten Rezeptoren ausgestattet. Sendet das Zentralnervensystem einen Nervenimpuls an den Muskel, so packen die Querbrücken der Myosinfilamente an den Empfängerstellen der Aktinfilamente an – in ähnlicher Weise wie die Hände einer Person, die ein Seil erklimmt – und ziehen sie ins Zentrum des Sarkomers. Dieser Vorgang verringert den Abstand der Sarkomergrenzen zueinander: die Muskelfaser verkürzt sich und der Muskel kontrahiert.

Die Muskelkontraktion

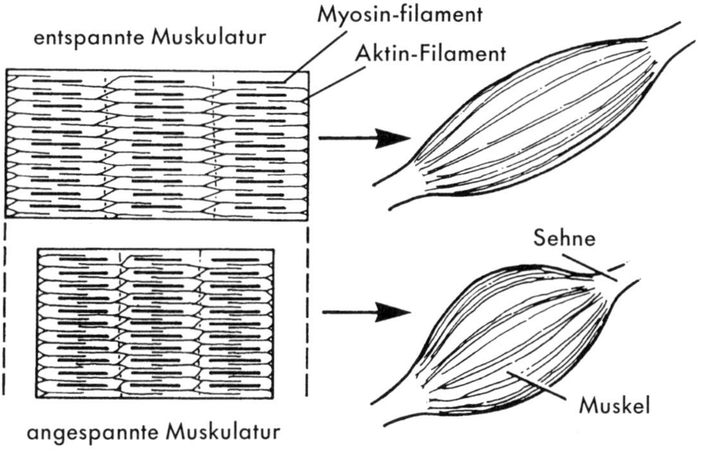

Die Abbildung zeigt im oberen Teil einen entspannten Muskel. Aktin- und Myosinfilamente befinden sich in der Ausgangsposition. Darunter ein angespannter Muskel: Die Filamente sind zusammengezogen und der Muskel ist angespannt.

Grafik entnommen: Phillip A. Sienna: One Rep Max – A Guide To Beginning Weight Training. Benchmark Press Inc., Carmel 1989, S. 87

Muskelkraft

Die vom Zentralnervensystem ausgehenden motorischen Nervenfasern geben die Impulse zur Kontraktion an den Muskel mit Hilfe einer motorischen Endplatte weiter. Diese Endplatte ist die Kontaktstelle (Synapse) zwischen Muskelzelle und Nervenfaser. Alle Muskelzellen, die mit derselben Nervenfaser verbunden sind, reagieren gleichzeitig auf einen Impuls dieser Faser. Je nach Muskelfasertyp werden zwischen 180 und 500 Muskelfasern von einer einzigen motorischen Nervenfaser aktiviert. Die Nervenfaser und die von ihr anregbaren Muskelzellen zusammengenommen bezeichnet man als »motorische Einheit«.

Wird nun ein Reiz über die Nervenfaser übertragen, hängt es sehr von der Stärke und der Häufigkeit des Reizes ab, was in dem stimulierten Muskel geschieht. Bleibt der Reiz unter einem bestimmten Schwellwert, so kontrahiert der Muskel nicht. Übersteigt der Reiz den Schwellwert, so erzielt er, unabhängig davon ob es sich um einen starken oder schwachen Impuls handelt, dieselbe Spannung und Kontraktionskraft in einer motorischen Einheit. Diesen Vorgang bezeichnet man auch als das »Alles-oder-Nichts-Gesetz«.

Da ein Muskel über mehrere motorische Einheiten verfügt, werden normalerweise nicht alle gleichzeitig aktiviert. Von der Höhe der Belastung (Intensität) hängt es ab, wieviele seiner motorischen Einheiten angesprochen werden. Bei einer geringen Belastung (Training mit 50–60% der Maximalleistung) wird nur eine kleine Anzahl der motorischen Einheiten aktiviert. Erhöht sich die Belastung, so werden mehr und mehr motorische Einheiten beteiligt, bis es schließlich zur maximalen Kraftentfaltung des Muskels kommt, d.h. alle zur Verfügung stehenden

Muskelfasern werden aktiviert. Gewöhnlich benutzt ein Muskel für geringe Belastungen immer die gleichen motorischen Einheiten. Für maximale Intensität benutzt er zusätzlich andere. Maximaler Kraftzuwachs läßt sich jedoch nur durch die Stimulation sämtlicher motorischer Einheiten eines Muskels erzielen. Aus diesem Grund muß für größtmöglichen Kraftzuwachs auch mit schwerem Gewicht (85–100% der Maximalleistung) trainiert werden. Leichte und mittelschwere Gewichte (50–70%) bewirken nur wenig Kraftzuwachs, weil einfach nicht genug Muskelfasern aktiviert werden.

Muskelwachstum (Hypertrophie)

Während die Muskelkraft vorwiegend durch die Stimulation der motorischen Einheiten eines Muskels ausgelöst wird, so entsteht Muskelwachstum zu einem großen Teil durch chemische Veränderungen innerhalb der Muskulatur.

Der Vorgang des Muskelwachstums ist unter Wissenschaftlern ein heiß diskutiertes Thema. In Laboruntersuchungen konnte nachgewiesen werden, daß sich Muskelfasern unter bestimmten Bedingungen teilen und somit neue Muskelfasern bilden können. Dieser Vorgang, auch Hyperplasie genannt, wurde allerdings nur bei Tieren festgestellt. Daher ist die am weitesten akzeptierte Auffassung diejenige, daß der Muskel durch eine Verdickung der einzelnen Muskelfasern wächst. Diese Verdickungen sind das Ergebnis einer verbesserten Proteinsynthese (Proteineinlagerung) innerhalb der Muskelzelle. Das geschieht, indem die Sarkomere einer Muskelzelle und gleichzeitig die Anzahl und Dicke ihrer Filamente zunimmt, was eine Verdickung eines jeden Sarkomers bewirkt.

Muskelwachstum

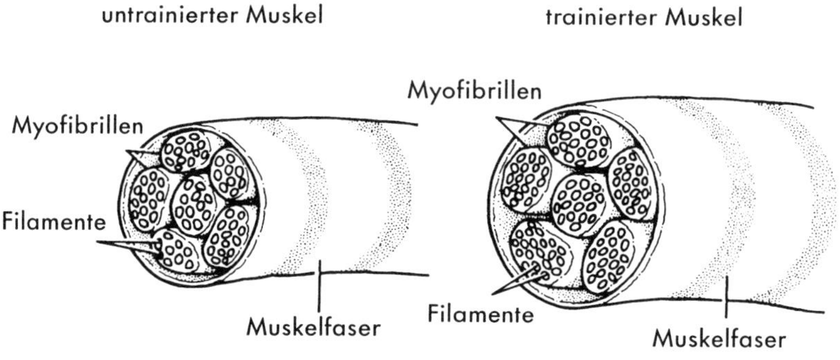

Muskelwachstum entsteht nicht durch Vermehrung von Muskelfasern, sondern durch eine Verdickung der einzelnen Muskelfasern. Links die Muskelfaser eines untrainierten Muskels, rechts die eines trainierten Muskels. Die trainierte Muskelfaser ist dicker und die Myofibrillen verfügen über mehr Filamente als die der untrainierten Muskelfaser.

Grafik entnommen: Phillip A. Sienna: One Rep Max – A Guide To Beginning Weight Training. Benchmark Press Inc., Carmel 1989, S. 89

Das so erfolgte Muskelwachstum erhöht die Fähigkeit des Muskels, Spannung zu erzeugen und Leistung zu erbringen. Es vergrößert gleichzeitig die Menge an Glykogen (Speicherform der Glukose) in der Muskelzelle.

Muskelhypertrophie läßt sich am besten durch spezifisches Training erzielen. Eine Gewichtsbelastung von 70–80% der Maximalleistung stimuliert die chemischen Reaktionen und den Proteinstoffwechsel im Körper optimal und schafft so die notwendigen Voraussetzungen für maximales Muskelwachstum.

Muskelabbau (Atrophie)

Während sich die Filamente und Sarkomere eines Muskels durch intensives Krafttraining vermehren, so werden sie vom Körper durch Inaktivität wieder reduziert. Dieser Prozeß wird »Atrophie« genannt. Je größer und längerandauernd diese Inaktvität ist (etwa bei einem gebrochenen Arm, der im Gipsverband »ruhiggestellt« wird), desto schneller und intensiver schreitet der Muskelabbau voran. Um diesem Abbau entgegenzuwirken, muß die durch Training gewonnene Muskelmasse kontinuierlich gefordert werden.

Kommt es dennoch zu der oben erwähnten Atrophie, so bleibt die Muskelzelle als solche immer präsent, d.h. sie verschwindet nicht. Nur die Menge des darin eingelagerten Proteins, welche den Umfang der Muskelzelle bestimmt, verringert sich. Das erklärt auch, warum es Sportlern, die schon einmal über eine große Muskelmasse verfügt haben, relativ leicht fällt, wieder »in Form zu kommen« und schneller Muskeln aufzubauen als Anfängern. Die »geschrumpften Muskelzellen« erinnern sich quasi an den früheren Zustand und reagieren schneller auf Trainingsreize als die unstimulierten Muskeln eines Anfängers.

Die Muskelfasertypen

Alle Muskelzellen arbeiten sowohl unter aeroben Bedingungen (Energiebereitstellung mit Sauerstoff) als auch unter anaeroben Bedingungen (Energiebereitstellung ohne Sauerstoff). Physiologisch betrachtet gibt es jedoch Muskelfasern, die aerob effektiver arbeiten. Diese werden »rote« Muskelfasern, Typ I Fasern oder auch langsam kontrahierende Muskelfasern genannt. Umgekehrt gibt es auch solche Muskelfasern, die anaerob effektiver arbeiten: die »weißen« Muskelfasern, auch als Typ II Fasern oder schnell kontrahierende Muskelfasern bezeichnet. Muskelfasern vom Typ II werden noch in den Typ IIa (schnell-oxidativ-glykolytisch) und den Typ IIb (schnell-glykolytisch) unterschieden (Bompa 1993:34).

Die Verteilung der Muskelfasertypen beim untrainierten Menschen ist relativ ausgeglichen: ca. 50% rote Muskelfasern sowie ca. 50% weiße Muskelfasern. Bei den weißen entfallen ca. 50% auf Typ IIa und ca. 50% auf Typ IIb. Zwischen den Geschlechtern scheint es keine signifikanten Unterschiede bei der Verteilung der Muskelfasertypen zu geben.

Auch die Versorgung der Muskelfasern mit Nervenzellen bestimmt, ob es sich um rote oder weiße Fasern handelt. Bei den roten Muskelfasern sind zwischen 10 und 180 Muskelfasern über Synapsen mit einer Nervenzelle verbunden; die weißen jedoch mit 300 bis 500 Muskelfasern. Dieser bessere »Anschluß« an das Nervensystem verdeutlicht, warum die weißen Muskelfasern sowohl kräftiger und schneller kontrahieren, als auch mehr Kraft und Anspannung erzeugen können als die roten. Dieser Vorteil wird aber durch die Tatsache relativiert, daß sie schneller ermüden. Die weißen Muskelfasern werden daher vorwiegend bei den Kraftsportarten wie z.B. Gewichtheben, Bodybuilding, Powerlifting, Kugelstoßen, Sprint, aber auch bei Sportarten mit vielen stop-and-go Bewegungen wie z.B. Basketball, Fußball oder Volleyball benutzt. Die roten Muskelfasern sind mit ihrer Fähigkeit, langsamer zu kontrahieren, aber auch langsamer zu ermüden, der für Ausdauersportarten (z.B. Marathonlauf oder Triathlon) besser geeignete Muskelfasertyp. Welche Muskelfasertypen zur Beanspruchung des Muskels herangezogen werden, hängt von der Intensität des Trai-

Kontraktionsgeschwindigkeit der Muskelfasern

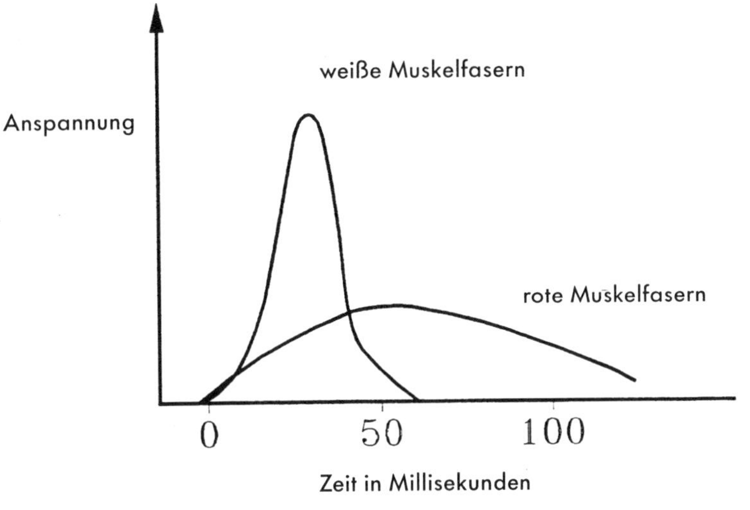

Die Kurven zeigen die Reaktionsgeschwindigkeit und die Stärke der Anspannung von weißen und roten Muskelfasern. Weiße Muskelfasern kontrahieren schneller und erzeugen mehr Anspannung als rote Muskelfasern. In den Kraftsportarten spielen weiße Muskelfasern die wichtigere Rolle.

Grafik basiert auf Daten von: Gollnick, P.D.; Piehl, K.; Saltin, B.: Selective Glycogen Depletion Pattern In Human Muscle Fibres After Exercise Of Varying Intensity And At Varying Pedal Rates. Journal Of Applied Physiology 241/1974, S. 45–47. Komi, P.V.; Buskirk, E.R.: Effect Of Eccentric And Concentric Muscle Conditioning On Tension And Electrical Activtiy Of Human Muscle Ergonomics, 15, 8, 1972. Costill, D.L.: Inside Running: Basics Of Sports Physiology, Benchmark Press, Indianapolis 1986. Grafik entnommen: Tudor O. Bompa: Periodization Of Strength, Veritas Publishing Inc., Toronto 1993, S. 35

nings ab. Bei einer Belastung von bis zu 50% der Maximalkraft eines Muskels führen die roten Muskelfasern die Kontraktion aus. Erst wenn mit schwereren Gewichten (60–90%) trainiert wird, werden auch die weißen Muskelfasern vom Typ IIa aktiviert. Die weißen Fasern vom Typ IIb werden erst bei maximaler Muskelleistung (95–100%) eingesetzt. Auch hier wird deutlich, warum für größtmöglichen Kraftzuwachs mit schwerem Gewicht trainiert werden muß: Je schwerer das Gewicht, desto mehr Kraft müssen die Muskeln entfalten, und desto höher ist der Wachstumsreiz für die weißen Muskelfasern.

Je nach Trainingsbelastung und ausgeübter Sportart verändert sich die Normalverteilung der Muskelfasertypen. Der Ausdauersportler besitzt einen höheren Anteil an roten Muskelfasern (z.B. Marathonläufer bis zu 80%), wohingegen der Kraftsportler einen größeren Prozentsatz an weißen Muskelfasern aufweist (z.B. Kugelstoßer, Sprinter bis zu 63%).

Eine nicht zu unterschätzende Rolle spielt dabei die genetische Veranlagung. Sie bestimmt letztendlich über die genaue Verteilung der einzelnen Muskelfasertypen im Körper und im Muskel. So wird verständlich, daß einige Menschen bessere Voraussetzungen für Ausdauersportarten besitzen, während andere eher für Kraftsportarten geschaffen sind. Durch Training läßt sich vieles beeinflussen, aber wenn die genetischen Voraussetzungen mit der gewählten Sportart übereinstimmen, werden sich leichter und schneller Erfolge einstellen. Nicht nur Körperbau und Symmetrie sind also ausschlaggebende Faktoren im Kraftsport oder Bodybuilding, auch die genetische Veranlagung zu einem höheren Prozentsatz an weißen Muskelfasern spielt eine entscheidende Rolle. Im Extremfall bauen Men-

Anteil weißer Muskelfasern in verschiedenen Sportarten

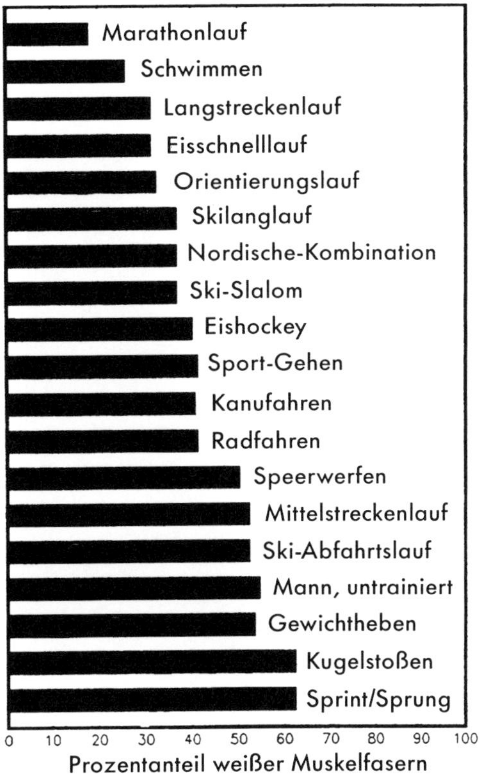

Grafik basiert auf Daten von: Gollnick, P.; Armstrong, R,; Saubert, C.; Piehl, K.,Saltin, B.: Enzyme Activity And Fibre Composition In Skeletal Muscle Of Untrained And Trained Men. Journal Of Applied Physiology 33/1972, S. 312–319. Costill, D.L.; Daniels, J.; Evans, W.; Fink, W.; Krahenbuhl, G.; Saltin, B.: Skeletal Muscle Enzymes And Fibre Composition In Male And Female Track Athletes, Journal Of Applied Physiology 46/1979, S. 96–99. Komi, P.; Rusko, H.; Vos, J.; Vihko, V.: Anaerobic Performance Capacity In Athletes. Acta Physiol. Scand. 100/1977, S. 107–114. Thorstenson, A.; Larsson, L.; Tesch, P.; Karlsson, J.: Muscle Strength And Fibre Composition In Athletes And Sedentary Men, Med. Sci. Sports 9/1977, S. 26–30. Grafik entnommen: Tudor O. Bompa: Periodization Of Strength, Veritas Publishing Inc., Toronto 1993, S. 37

schen mit vielen weißen Muskelfasern sehr schnell Muskelmasse auf, während andere, die über vorwiegend rote Mukelfasern verfügen, um jedes Pfund Muskelmasse kämpfen müssen.

Zusammenfassung

- Es gibt zwei Arten von Muskelfasern: die »weißen«, schnell kontrahierenden und die »roten«, langsam kontrahierenden.
- Die weißen Muskelfasern kontrahieren schnell und kräftig; sie werden daher vorwiegend für Kraftsportarten benötigt.
- Die roten Muskelfasern kontrahieren langsamer, ermüden aber auch nicht so schnell wie die weißen; sie sind daher am besten für Ausdauerleistungen geeignet.
- Die genetischen Voraussetzungen wie der Ansatzpunkt des Muskels, seine Form, die Anzahl der Muskelfasern und der vorherrschende Muskelfasertyp (rot oder weiß) bestimmen über Effektivität und Erfolg des Trainings. Diese Faktoren sind durch Training oder Ernährung nicht veränderbar.
- Muskelwachstum (Hypertrophie) entsteht zu einem großen Teil durch chemische Veränderungen innerhalb der Muskulatur.
- Der Muskel wächst durch eine Verdickung der einzelnen Muskelfasern. Diese Verdickungen sind das Ergebnis einer verbesserten Proteinsynthese.
- Um die Leistung eines Muskels im Hinblick auf Muskelmasse oder Muskelkraft zu steigern, bedarf es stets eines höheren Reizes, als zuvor.
- Eine Gewichtsbelastung von 70–80% der Maximalleistung stimuliert die chemischen Reaktionen und den Proteinstoffwechsel im Körper und schafft so optimale Voraussetzungen

für maximales Muskelwachstum.

- Für größtmöglichen Kraftzuwachs muß mit schwerem Gewicht (85–100% der Maximalleistung) trainiert werden.
- Je länger die Inaktivität eines Muskels dauert, desto schneller schreitet der Muskelabbau (Atrophie) voran.

*

»DIE MEISTEN BODYBUILDER,
DENEN DIE ERSEHNTEN FORTSCHRITTE VERSAGT BLEIBEN,
SCHEITERN, WEIL SIE IHR PENSUM
NICHT HART GENUG DURCHZIEHEN.«

RANDALL STROSSEN

Energiebereitstellung im Muskel

Adenosintriphosphat

Die gesamte Leistung, die der Körper mit Hilfe seiner Muskeln leisten kann (auch »mechanische Energie«), wird durch eine Vielzahl von chemischen Vorgängen in den Körpergeweben gewonnen. Aus der aufgenommenen Nahrung (Proteine, Kohlenhydrate, Fette, Mineralien, Vitamine etc.) werden über Magen, Darm und Leber die Nahrungsbestandteile so umgewandelt, daß neben vielen Produkten auch Adenosintriphosphat (ATP) hergestellt werden kann.

Adenosintriphosphat ist die unmittelbare Energiequelle für die Muskelkontraktion. Es wird gebildet aus Adenin, einer in vielen Naturprodukten enthaltenen Purinbase; aus Ribose, einem Kohlenhydratbestandteil der Ribonukleinsäure und drei

Molekülstruktur von Adenosintriphosphat (ATP)

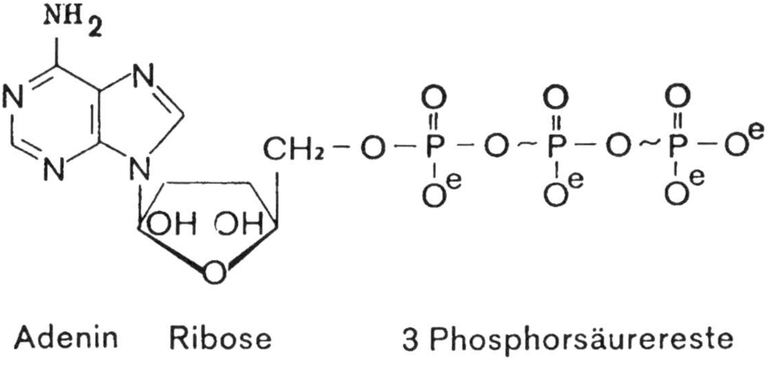

Grafik entnommen: Josef Nöcker: Die biologischen Grundlagen der Leistungssteigerung durch Training. Verlag Karl Hofmann, Schorndorf 1977, S. 31

(lat. »tri«) Phosphorsäureresten. ATP ist der Garant dafür, daß ein Muskel sofort Spannung erzeugen, also kontrahieren kann, nachdem ein Reiz erfolgt ist.

Nur unter Bereitstellung von ATP kann der Muskel arbeiten, denn jede Kontraktion benötigt Energie. Diese Energie entsteht durch Hydrolyse (ein Prozeß, bei dem chemische Verbindungen unter Mitwirkung eines Enzyms gespalten werden). ATP liefert Energie, indem durch das Enzym Adenosintriphosphatase (ATPase) ein Phosphorsäurerest abgespalten wird. Die durch diese Reaktion aktivierten Querbrücken des Myosinfilaments ergreifen die Aktinfilamente und der Muskel kontrahiert. Als Endprodukt dieses chemischen Vorgangs entsteht das Adenosindiphosphat (ADP – von lat. »di« = zwei). ATP ist im Muskel in sehr geringen Mengen gespeichert und kann daher nur kurzfristig Energie bereitstellen. Bereits nach zwei bis drei Sekunden (oder zwei bis drei vollständigen Kontraktionen bei maximalem Krafteinsatz) sind die ATP-Speicher im Muskel erschöpft. Könnte ATP nicht sehr schnell wieder aufgebaut werden, wäre keine Energie mehr für weitere Kontraktionen vorhanden.

Um ATP wieder aufzubauen, kann ein ADP-Molekül einen Phosphatrest mit Hilfe des Enzyms Myokinase abspalten. Für diesen Prozeß werden zwei ADP-Moleküle benötigt, um ein ATP-Molekül quasi wieder »aufzuladen«. Das freiwerdende Phosphat baut ein ADP-Molekül zu ATP um, das andere wird zu Adenosinmonophosphat (AMP – von lat. »mono« = eins).

Diese Resynthetisierung ist aber wenig effektiv, begrenzt der Prozeß doch die Verfügbarkeit von ATP zur Muskelarbeit. AMP läßt sich auch nicht direkt wieder zu ATP aufbauen. Diese Umwandlung findet nur dann statt, wenn Creatinphosphat (CP, die Speicherform von Creatin im Körper) nicht in ausreichender Menge zur Verfügung steht.

Um ATP auch während der Muskelarbeit wieder aufzubauen, und den wenig effektiven Umbau von ADP zu ATP zu vermeiden, stehen dem Muskel drei verschiedene Energiesysteme zur Verfügung:

- das ATP-CP System
- die Glykolyse
- das aerobe System

Alle drei Systeme sind miteinander verbunden. Sie sind zeitlich aneinandergekoppelt und gewährleisten ein sanftes Überwechseln von einer Energieproduktion zur anderen. Die ATP-Speicher im Muskelgewebe sind bereits nach 2 bis 3 Sekunden erschöpft. Danach ermöglicht das Creatinphosphat (CP)-System bis zu maximal zehn Sekunden, ATP zu resynthetisieren. Daran anschließend stellt die Glykolyse unter Bildung von Milchsäure die ATP-Herstellung für weitere 30 Sekunden sicher. Zuletzt übernimmt das aerobe System unter Hinzuziehung von Sauerstoff und Nährstoffen aus dem Blut den ATP-Aufbau.

Das ATP-CP System

Die Phosphatverbindungen ATP und CP (Creatinphosphat) nehmen anfänglich eine Schlüsselstellung bei der Energiebereitstellung in der Muskelzelle ein. Durch das Abspalten und Wiederaufladen des Phosphats könnte man sogar von »Phosphatenergie« (Nöcker 1977:29) sprechen. ATP ist nur zu ca. 20% in der Muskelzelle gespeichert. Den überwältigenden Anteil, mit ca. 80% der Phosphatenergie, macht das Creatinphosphat aus. Hat ATP nun einen Phosphatteil zur Energiebereitstellung abgespalten und ist so zu ADP abgebaut, dann gibt Creatinphosphat unter Mitwirkung des Enzyms Creatinphosphokinase seinen Phosphatteil ab, um ATP wieder aufzubauen.

Das für ca. 10 Sekunden arbeitende ATP-CP System ist dafür verantwortlich, daß wir sprinten, springen, werfen, schwere Gewichte heben und noch vieles mehr tun können. Dieses System liefert die dafür notwendige Energie und überbrückt die Zeit zwischen dem Beginn der Muskelarbeit und dem Übergang zu den beiden zeitlich umfangreicheren Energiesystemen. Gäbe es das ATP-CP System nicht, müßten wir sämtliche Bewegungen im Zeitlupentempo beginnen.

Um intensive, kurzfristige Muskelarbeit zu leisten, stellt die

Die Bereitstellung von Adenosintriphosphat (ATP)

ATP = energiereiche Verbindung
= ‚Treibstoff' für Muskelkontraktion

$ATP \longrightarrow ADP + P + Energie$

Bereitstellung von ATP:

aus Energiereserven, dem Kreatinphosphat

$CrP + ADP \longrightarrow Cr + ATP$

der Mykokinase-Reaktion

$2ADP \xrightarrow{\text{Myokinase}} ATP + AMP$

Bereits nach 2-3 Sekunden Arbeit sind die Vorräte an Adenosintriphosphat (ATP) im Muskel erschöpft. Im Kraftsport kommt den schnell verfügbaren Energiereserven zum Wiederaufbau von ATP daher besondere Bedeutung zu. Die ergiebigste und effektivste Möglichkeit ist der Aufbau von ATP aus Adenosindiphosphat (ADP) und Creatinphosphat (CP). Weniger effektiv und weitaus weniger ergiebig ist der Wiederaufbau von einem Molekül ATP aus zwei Molekülen ADP, wobei ein Molekül Adenosinmonophosphat (AMP) anfällt. Diese Methode des ATP-Aufbaus wird angewandt, wenn nicht mehr genügend Creatinphosphat vorhanden ist.

Grafik entnommen: Josef Nöcker: Die biologischen Grundlagen der Leistungssteigerung durch Training. Verlag Karl Hofmann, Schorndorf 1977, S. 31

Menge und die Verfügbarkeit von Creatinphosphat den wichtigsten und zugleich begrenzenden Aspekt der Muskelleistungsfähigkeit dar. Daher kommt dem Creatinphosphat, aber auch dem Creatin, aus dem Creatinphosphat ja aufgebaut wird, eine so überragende Bedeutung zu. Der Vollständigkeit halber sollen aber die beiden anschließenden Energiesysteme (Glykolyse und das aerobe System) ebenfalls beschrieben werden.

Die Glykolyse

Bei diesem Energiesystem wird Glukose als Grundsubstanz für den Wiederaufbau von ATP verwendet. Glukose wird aus dem Blut der Muskelzelle zugeführt und dort in verschiedenen Prozessen zu Pyruvat (Brenztraubensäure) umgewandelt. Solange die Muskelzelle noch nicht mit Sauerstoff versorgt wird, dient Pyruvat dazu, die Glykolyse weiter ablaufen zu lassen. In diesem Fall wird Pyruvat zu Milchsäure (Laktat) und zur Aminosäure Alanin abgebaut. Die Milchsäure wird aus der Muskelzelle ins Blut befördert und bewirkt einen Anstieg des Blut PH-Wertes (der Säuregehalt im Blut erhöht sich).

Bei fortschreitendem Ansteigen des PH-Wertes im Blut kommt es schließlich zur Übersäuerung des Blutes. Als Folge werden wichtige, für die Fortführung der Glykolyse notwendige Enzyme deaktiviert. Die Kontraktionsfähigkeit des Muskels nimmt ab und Ermüdung setzt ein. Wäre da nicht ein weiteres Energiesystem, das unter Zuhilfenahme von Sauerstoff arbeitet, so wäre der Muskel an diesem Punkt zu keiner weiteren Leistung mehr fähig. Gut trainierte Athleten sind in der Lage, einen bis zu 30% höheren Milchsäurewert im Blut zu tolerieren und so die Muskelermüdung entscheidend hinauszuzögern (Hatfield 1994:22). Sie können so länger und intensiver trainieren.

Das aerobe System

Ein bis eineinhalb Minuten kann es dauern, bis das aerobe System in vollem Umfang Energie bereitstellen kann. Dieses System bedient sich nicht nur der Glukose (Kohlenhydrate) sondern nimmt auch Fettsäuren und Aminosäuren zuhilfe. Zuerst werden die Glykogenspeicher des Körpers herangezogen, die bei Ausdauerbelastung bis zu maximal drei Stunden Energie in Form von Glukose bereitstellen können; bei intensivem Krafttraining werden die Glykogenspeicher aber sehr viel schneller verbraucht. Je weiter die Glykogenspeicher geleert werden, desto stärker wird auf die Energiebereitstellung aus Fettsäuren, zuletzt auch auf Aminosäuren zurückgegriffen. Nimmt die Energiebereitstellung durch Glukose proportional ab, so nimmt die Verwertung von Fett und Protein proportional zu. Das bedeutet, daß in den ersten drei Stunden einer körperlichen Aktivität nicht ausschließlich Glukose, sondern auch Aminosäuren und Fett zur Energiebereitstellung eingesetzt werden.

Begrenzt wird die Energiebereitstellung des aeroben Systems durch die Tatsache, wieviel Sauerstoff ein Athlet zur Verfügung stellen kann. Die maximale Aufnahmerate an Sauerstoff pro Atemzug entscheidet über die Effektivität dieses Energiesystems und damit über die Leistungsfähigkeit des Sportlers bei Ausdauerbelastungen.

Wiederaufladen der Energiespeicher

Nach jeder Belastung ist der Körper bestrebt, die Energiespeicher schnell wieder aufzufüllen. Er versucht in einen Zustand der physiologischen Balance (Homöostase) zurückzukehren. Das ist der Zustand, in dem er sich vor der Belastung befand, und in dem er die höchste Leistungsbereitschaft aufweist. Dieser Zustand ist dann erreicht, wenn sämtliche Energiespeicher wieder aufgeladen und durch die Belastung entstandene Nebenprodukte abgebaut sind. Art und Dauer der einzelnen Regenerationsvorgänge zeigt nachfolgende Abbildung.

Regeneration nach hartem Krafttraining

Erholungsprozeß	*Erholungszeit*
• Wiederherstellung von ATP/CP	3–5 Minuten
• Aufhebung der Sauerstoffschuld (ohne Milchsäurebildung)	5 Minuten
• Aufhebung der Sauerstoffschuld (mit Milchsäurebildung)	30–60 Minuten
• Entfernung der Milchsäure aus Muskeln und Blut	1–2 Stunden
• Wiederherstellung von Muskelglycogen	
- nach lang andauerndem Training	10–48 Stunden
- nach Intervall-Training (z.B. Bodybuilding)	24 Stunden
• Wiederaufbau von Vitaminen und Enzymen	24 Stunden
• Erholung von hochintensivem Training (mit starker Belastung des Zentralnervensystems, z.B. beim Maximalkrafttraining)	2–3 Tage

Modifiziert von T. O. Bompa nach: Fox, E.L.; Bowes, R.W.; Foss, M.L.: The Physiological Basis Of Physical Education And Athletics. W.C. Brown Publishers, Dubuque 1989. Auflistung entnommen: Tudor O. Bompa: Periodization Of Strength. Veritas Publishing Inc., Toronto 1993, S. 206

Die Creatinphosphat-Speicher

Der Kraftsportler und Bodybuilder bezieht seine Energie hauptsächlich aus den anaeroben Energiespeichern. Die Wiederaufladung des Creatinphosphats geschieht im Vergleich zu den anderen Regenerationsprozessen sehr schnell. Bereits nach 30 Sekunden können bis zu 70% der Gesamtmenge wieder zur Verfügung gestellt werden. Steht dem Körper obendrein noch Creatin in ausreichender Menge zur Verfügung, ohne erst über die Leber synthetisiert werden zu müssen, werden die Creatinphosphat-Speicher noch effizienter aufgeladen.

Nach 3–5 Minuten Pause ist der Wiederaufbau des Creatinphosphats vollständig abgeschlossen und der Muskel verfügt wieder über die Ausgangsmenge (100%).

Das zeigt, wie wichtig eine ausreichende Erholungspause zwischen den Sätzen ist. Denn nur mit optimal erholten ATP-CP Speichern läßt sich ein hochintensives Krafttraining durchführen. Wer zu kurze Pausen einlegt gibt seinen Muskeln keine Möglichkeit, sich zwischen den Sätzen ausreichend zu erholen und verhindert dadurch den maximalen Trainingserfolg. Muskelkraft und -wachstum lassen sich so nur mäßig steigern.

Die Glykogenspeicher

Das Aufladen der Glykogenspeicher dauert wesentlich länger. Auch hierbei beeinflußt die Art des Trainings und die Dauer der Pausen den Regenerationsvorgang. Werden zwischen den Sätzen ausreichend Ruhepausen eingelegt, z.B. 40 Sekunden Belastung (das entspricht 15–20 Wiederholungen) und drei Minuten Erholungspause, so dauert es etwa 24 Stunden, bis die Glykogenspeicher wieder vollständig (100%) aufgefüllt sind.

Bei einer kontinuierlichen Aktivität, z.B. Muskelausdauer-Training, auch »Zirkeltraining« genannt, bei dem nur sehr kurze (30 Sek.) oder gar keine Pausen zwischen den Sätzen eingelegt werden, beträgt die Zeit zur Wiederherstellung der Glykogenspeicher doppelt so lange, nämlich 48 Stunden (Bompa 1993:27).

Abwärmen

Neben ausreichenden Erholungspausen hat auch die Aktivität des Sportlers unmittelbar nach einer intensiven Trainingseinheit entscheidenden Einfluß auf die Erholungsfähigkeit. Man nennt diese Phase der Trainingseinheit auch »Abwärmen«. Korrektes Abwärmen beschleunigt die Regeneration. Dazu eignet sich am besten eine leichte aerobe Aktivität (z.B. Radfahren auf dem Ergometer, zügiges Gehen auf dem Laufband) für 15 bis 20 Minuten im Anschluß an das Krafttraining. Auf diese Weise wird der Stoffwechsel noch eine Weile angeregt und angefallene Stoffwechselprodukte wie z.B. Milchsäure werden schneller abgebaut. Der Sportler erholt sich schneller und kann somit die Pausen zwischen zwei Trainingseinheiten verringern.

Wer meint, auf das Abwärmen verzichten zu können und sich statt dessen lieber gleich nach dem Training unter die Dusche begibt, der darf sich nicht wundern, wenn er noch Tage nach einer anstrengenden Trainingseinheit müde und erschöpft ist.

Muskelermüdung

Die genauen Vorgänge, die zur Muskelermüdung führen, sind bisher noch wenig bekannt und erforscht. Es scheint aber einen Zusammenhang zwischen der Muskelermüdung und dem Aufzehren der Energiespeicher (Creatinphosphat, Glykogen) zu geben. Man vermutet, daß der Muskel ermüdet, wenn nicht mehr ausreichend ATP zu Verfügung steht.

Zu kurze Erholungspausen (30–90 Sekunden) zwischen den Sätzen führen zu vorzeitiger Muskelermüdung. Ein Fortsetzen des Trainings mit hoher Intensität ist dann nicht mehr möglich. Da die Intensität jedoch der entscheidende Faktor für maximale Muskel- und Kraftzuwächse ist, kommt es bei Mißachtung ausreichender Pausen unweigerlich zu einem Leistungsplateau. Das Muskelwachstum stagniert und die Kraft nimmt sogar ab.

Die unzureichende Erholung zwischen zwei Trainingseinheiten kann noch schwerwiegendere Folgen haben. Geht ein Sportler nicht vollständig erholt in die nächste Trainingseinheit, so schwächt er seinen Körper zusätzlich. Das führt kurzfristig zum Zustand des Übertrainings und langfristig zu einer Schwächung des Immunsystems, sowie zur Erkrankung des Athleten. Erste Anzeichen von beginnendem Übertraining sind allgemeine Erschöpfung, Trainingsunlust und ein erhöhtes Schlafbedürfnis. Noch zuverlässiger läßt sich der Beginn von Übertraining durch eine kurze tägliche Pulsmessung feststellen.

Wenn Sie an sich erste Anzeichen von Übertraining feststellen, dann verringern Sie in den nächsten Trainingseinheiten unbedingt den Trainingsumfang (lassen Sie einige Sätze ausfallen). Verbessert sich die Situation nicht und der Ruhepuls bleibt erhöht oder steigt immer noch an, so gehen Sie noch einen Schritt weiter: Verringern Sie bei den nächsten Trainingseinheiten die Intensität. Senken Sie die verwendeten Gewichte um gut 20%, und trainieren Sie nicht mehr bis zum Muskelversagen. Ermitteln Sie anhand der Ruhepulsmessung, ob das Übertraining abklingt. Falls der Ruhepuls nicht wieder auf den Normalwert fällt, müssen Sie einige Trainingseinheiten ausfallen lassen. Erst wenn Ihr Ruhepuls einige Tage lang wieder auf dem Normalwert bleibt, sollten Sie wieder trainieren.

Sie werden sich wundern, wie schnell bei intensivem Training (vor allem beim Training mit schweren Gewichten) der Beginn von Übertraining erreicht werden kann. Gehen Sie klug vor und halten Sie sich vor Augen, daß eine kurze Verringerung der Trainingsintensität, oder gar eine kurze Trainingspause Sie nicht etwa zurückwirft, sondern vielmehr schneller voran-

Ruhepuls und Übertraining

Die Bestimmung, ob ein Athlet die Grenze zum Übertraining bereits überschritten hat, oder ob die Trainingsbelastung noch im akzeptablen Bereich liegt, ist mit herkömmlichen Mitteln nicht immer zuverlässig. Nervosität, innere Unruhe, Schlaflosigkeit oder Gereiztheit sind eben nur nach dem persönlichen, subjektiven Empfinden bewertbar, aber keine objektiven, wissenschaftlichen Parameter. Eine Erhöhung des Ruhepulses kann Übertraining dagegen recht zuverlässig anzeigen.

Messen Sie Ihren Ruhepuls jeden Morgen, am besten im Liegen, kurz nachdem Sie aufgewacht sind (so gehen Sie sicher, daß sich Ihr Puls nicht durch körperliche Aktivität erhöht). Nehmen Sie dazu den Zeige- und Mittelfinger Ihrer rechten Hand und fühlen Sie den Puls entweder an der Innenseite des Handgelenks, oder an der Halsschlagader. Sehen Sie auf die Uhr, zählen Sie die Pulsschläge 15 Sekunden lang und multiplizieren Sie den ermittelten Wert mit vier. So erhalten Sie Ihren Pulsschlag pro Minute.

Wiederholen Sie die Pulsmessung täglich und tragen Sie den ermittelten Wert in Ihr Trainingstagebuch ein. Schon nach kurzer Zeit sollten Sie Ihren normalen Ruhepuls kennen. Die Werte weichen gewöhnlich nur wenig voneinander ab. Wenn Sie aber feststellen, daß der Ruhepuls einige Tage leicht erhöht ist (4–7 Schläge mehr pro Minute), so ist das ein sicheres Zeichen für beginnendes Übertraining. Wenn sich in diesen Tagen noch andere typische Anzeichen wie Nervosität, Unruhe, Schlafprobleme und/oder Trainingsunlust einstellen, sind das weitere Anzeichen einer Überbelastung. Reduzieren Sie dann unbedingt Ihren Trainingsumfang; besser noch, die Intensität. Wenn der Ruhepuls nach einigen Tagen nicht wieder auf den Normalwert sinkt, müssen Sie wohl oder übel einige Tage mit dem Training aussetzen.

bringt. So paradox sich das anhören mag, aber sind Sie erst einmal übertrainiert, verlieren Sie mehr Muskelmasse, als Sie durch Training aufbauen können. Der kluge Athlet ruht sich lieber aus, um stets voll erholt ins Training zu gehen.

Muskelkater

In Sportlerkreisen wird immer noch vielfach angenommen, daß Muskelkater als Resultat intensiven Trainings ein Indikator für die richtige Trainingsintensität sei, getreu dem Motto »no pain – no gain« (kein Wachstum ohne Schmerzen). Muskelkater und die damit verbundenen Schmerzen sind jedoch ein Zeichen dafür, daß muskuläre Belastungsgrenzen überschritten wurden.

Lange Zeit wurde angenommen, daß Stoffwechselprodukte wie die Milchsäure der Hauptgrund für Muskelkater seien. Neuere Forschungen auf diesem Gebiet zeichnen ein anderes Bild. Sie haben vielmehr bewiesen, daß sog. Mikrotraumata (kleinste Verletzungen) in Form von Beschädigungen an Myofibrillen, Muskelbindegewebe und am Sarkolem (der Bindegewebshülle der Muskelfaser) die Ursache für den Muskelkater sind.

Durch die Überbeanspruchung des Muskels sind in den Muskelzellen Schäden eingetreten. Das »Trauma« aktiviert ein Stressprotein. Dieses Protein verhindert weiteren Schaden in der Muskelzelle. Aufgrund der Mikro-Verletzung der Muskelfasern kommt es innerhalb der Muskelzelle zu einer Ansammlung verschiedener Substanzen (Histaminen, Mineralien etc.). Diese Substanzen beheben den entstandenen Schaden in der Muskelzelle. Eine durch den »Heilungsprozeß« eingetretene Entzündung verursacht die Schmerzen im Muskel, die weitläufig als Muskelkater bezeichnet werden.

Der Muskelkater tritt meistens in den weißen Muskelfasern (Typ IIa und IIb) auf, werden doch gerade sie bei intensiven Kontraktionen im Rahmen eines Trainings mit hohen Belastungen überbeansprucht. Vor allem »Negative Wiederholungen« oder eine verstärkte Betonung der negativen Phase einer Bewegung (z.B. verlangsamtes Herablassen des Gewichts beim Langhantelcurl) führen zum Muskelkater. Da es sich dabei um Muskelfaserschäden und -entzündungen handelt, ist Muskelkater dem schnellen Muskelaufbau abträglich und sollte vermieden werden.

Um Muskelkater und -verletzungen vorzubeugen, empfiehlt sich ein umfangreiches Aufwärmen (bestehend aus ca. 5 Min. Radfahren und Dehnübungen) vor dem Training. Während des Trainings sollte auf Negative Wiederholungen verzichtet werden. Im Anschluß an das Training helfen Dehnübungen dem durch das Krafttraining verkürzten Muskel, seine Ruhelänge schneller wieder zu erlangen.

Zusammenfassung

- Adenosintriphosphat (ATP) ist die unmittelbare Energiequelle für alle Kontraktionen der Skelettmuskulatur. Nur unter Bereitstellung von ATP kann ein Muskel arbeiten.
- Kraftsportler und Bodybuilder beziehen ihre Energie hauptsächlich aus den anaeroben Energiespeichern, wie ATP und Creatinphosphat (CP).
- Das vollständige Wiederaufladen der ATP-CP Speicher nach einer intensiven Belastung dauert 3–5 Minuten.
- Nur mit optimal erholten ATP-CP Speichern läßt sich ein hochintensives Krafttraining durchführen.
- Die Trainingsintensität ist der entscheidende Faktor für maximalen Muskel- und Kraftzuwachs.
- Zu kurze Pausen (30–90 Sekunden) zwischen den Sätzen

verhindern das vollständige Aufladen der anaeroben Energiespeicher. Das führt zu vorzeitiger Muskelermüdung; ein Fortsetzen des Trainings mit hoher Intensität ist nicht mehr möglich.

- Unzureichende Erholungsphasen zwischen zwei Trainingseinheiten führen unweigerlich zu Übertraining.
- Die Aktivität des Sportlers unmittelbar nach einer intensiven Trainingseinheit kann die Regenerationsfähigkeit dagegen verbessern. Durch eine leichte, aerobe Aktivität (Fahrradergometer, Gehen auf dem Laufband) wird der Stoffwechsel noch eine Weile angeregt und Abfallprodukte (Milchsäure etc.) werden schneller abgebaut.
- Muskelkater entsteht durch Mikro-Verletzungen des Muskelgewebes. Diese Muskelfaserschäden und Entzündungen sollten vermieden werden, da sie einen schnellen Muskelaufbau verhindern.
- Korrektes Auf- und Abwärmen, Dehnübungen und der Verzicht auf Negativ-Wiederholungen beugen Muskelkater vor.
- Dehnübungen bringen den durch Krafttraining verkürzten Muskel schneller wieder in seine Ruhelänge und beugen Verletzungen vor.

*

»NACH DEM TRAINING IST PROTEIN
DAS EFFEKTIVSTE ANABOLE MITTEL,
DAS ES GIBT.«

MAURO DI PASQUALE

Creatin-Einnahme

Voraussetzungen

In den vorangegangenen Kapiteln wurde die Wirkungsweise von Creatinmonohydrat ausführlich behandelt. Um seine Vorteile voll ausnutzen zu können und um die Wirkung von Creatinmonohydrat sogar noch zu steigern, soll nachfolgend die korrekte Anwendung von Creatin näher erläutert werden und jeweils ein Beispiel eines speziellen Trainingsprogramms für Kraft und Masseaufbau angeführt werden. Optimale Erfolge mit Creatinmonohydrat lassen sich nur unter Berücksichtigung der folgenden Faktoren erzielen:

- Ernährung
- korrekte Creatineinnahme
- zielorientiertes Training

Ernährung

Viele Sportler glauben, daß ein gutes Nahrungsergänzungsmittel alle bei der Ernährung begangenen Fehler ausgleichen kann. Das ist so nicht richtig, denn diese Präparate sollen die Nahrung ergänzen und nicht ersetzen. Eine ausgewogene Grundernährung mit ausreichend Protein, Kohlenhydraten und wenig Fett ist eine wichtige Voraussetzung für den schnellen Muskelaufbau mit Creatin.

Protein

Eine ausreichende Proteinzufuhr ist die Grundlage für maximales Muskelwachstum. Jede Zelle des menschlichen Körpers besteht aus Protein (Eiweiß), Muskelzellen enthalten sogar bis zu 20% Protein. Neben den Funktionen wie Wachstum und Entwicklung der Körpergewebe, ist es auch für die Bildung von Haut, Haaren, Sehnen, Bändern und verschiedenartiger Enzyme notwendig. Desweiteren sind Proteine an der Bildung der meisten Hormone wie Wachstumshormon und Insulin beteiligt. Protein wird mit der Nahrung aufgenommen und im Körper in seine Bestandteile aufgespalten, die Aminosäuren. Diese Aminosäuren dienen zur Reparatur und zum Aufbau von Muskulatur.

Für optimalen Masse- und Kraftaufbau ist eine Ernährung mit ausreichend hochwertigem Protein unverzichtbar. Wie hochwertig eine Proteinquelle ist, läßt sich anhand der Biologischen Wertigkeit erkennen.

Tierische Proteinquellen besitzen von Natur aus eine höhere biologische Wertigkeit als pflanzliche Nahrungsmittel. Durch die richtige Kombination pflanzlicher Nahrungsmittel, läßt sich

Biologische Wertigkeit

Proteinquelle	*Biologische Wertigkeit*
Eier	100
Milch	91
Rindfleisch	80
Fisch	78
Soja Protein	74
Reis	59
Weizen	54
Nüsse	43
Getrocknete Bohnen	34
Kartoffeln	34

Entnommen: Tuttle, D.: Forever Natural. Iron Books, Venice 1990, S. 54

jedoch eine annähernd hohe Wertigkeit erzielen. So stellt z.B. eine Mahlzeit aus Bohnen und Mais eine hervorragende Proteinquelle dar.

Bezüglich des täglichen Proteinbedarfs weichen die Meinungen der Wissenschaftler und Sportler stark voneinander ab. Fest steht, daß »ausreichend« Protein zugeführt werden muß. Doch wieviel ist ausreichend? Untersuchungen haben gezeigt, daß selbst eine Zufuhr von 1,5g Eiweiß pro kg Körpergewicht für den Muskelaufbau zuwenig ist. Für den intensiv trainierenden Kraftsportler empfiehlt sich daher eine tägliche Proteinzufuhr von 2,5 bis 2,9g pro kg Körpergewicht (nach Bompa 1993:210). Diese Menge reicht aus, um auch den gelegentlichen Verzehr minderwertiger Proteinspender, sowie die unvermeidbaren Verdauungsverluste auszugleichen.

2,9g pro kg Körpergewicht stellt allerdings den Maximalwert dar. Diese Menge sollte nur während intensiver Trainingsphasen eingenommen werden. Überdies sollte die tägliche Protein-

Berechnung der Proteinzufuhr

Körpergewicht: 75kg
Minimum: 2,5kg pro kg Körpergewicht
Maximum: 2,9kg pro kg Körpergewicht

Körperfettanteil: 10% (muß vom
Körpergewicht abgezogen werden)
75–10% (7,5) = 67,5

67,5 x 2,5 = 169
169g Eiweiß bei 2,5g pro kg Körpergewicht

67,5 x 2,9 = 196
196g Eiweiß bei 2,9g pro kg Körpergewicht

Die tägliche Proteinzufuhr sollte für einen 75kg schweren Athleten, der einen Körperfettanteil von 10% aufweist, zwischen 169g und 196g Eiweiß liegen. Als Anhalt bei der Schätzung des Körperfettanteils kann man davon ausgehen, daß ein durchschnittlich schlanker Mann etwa 15% Körperfett aufweist, eine durchschnittlich schlanke Frau etwa 25%. Gut trainierte Bodybuilder erreichen mit kontrollierter Ernährung Werte um 10% bei Männern und etwa 15% bei Frauen. In Wettkampfform kann der Körperfettanteil, je nach »Strenge« der Diät, bis auf unter 5% gesenkt werden.

Mengenangabe nach Yessis, Michael: Soviet Training Methods. Barnes & Noble Publishing, New York 1990. Zitiert nach: Tudor O. Bompa: Periodization Of Strength. Veritas Publishing Inc., Toronto 1993, S. 210

zufuhr über die Bestimmung des Körpergewichts abzüglich des Körperfettanteils berechnet werden. Bei einem Körperfettanteil von 10% werden einfach 10% vom Körpergewicht abgezogen. Dieser verminderte Wert ist die Grundlage zur Errechnung des tatsächlichen Proteinbedarfs.

Der Proteinbedarf muß täglich aufs Neue gedeckt werden. Es macht keinen Sinn, an einem Tag besonders viel Protein zu verzehren und am anderen Tag zu wenig. Protein kann nicht gespeichert werden und bei einer unzureichenden Versorgung kommt es innerhalb kürzester Zeit zur Katabolie (abbauende Stoffwechsellage) und damit einhergehendem Muskelabbau.

Da der Körper große Mengen an Protein nicht verwerten kann, sollte die tägliche Proteinmenge gleichmäßig auf 5–6 Mahlzeiten verteilt werden. So wird eine konstante Proteinversorgung gewährleistet und dem Körper stehen ständig Aminosäuren für die Regeneration und den Aufbau von neuem Muskelgewebe zur Verfügung.

Kohlenhydrate

Kohlenhydrate sind die effektivste und die am schnellsten zur Verfügung stehende Engergiequelle. Sie liefern Energie für Muskelkontraktionen und viele andere körperliche Funktionen. Über die Nahrung aufgenommen stehen Kohlenhydrate dem Körper entweder in Form von Glukose sofort als Energie zur Verfügung, oder sie werden als Glykogen im Muskel gespeichert. Kohlenhydrate üben auch eine »proteinsparende« Wirkung aus. Stehen dem Körper ausreichend Kohlenhydrate zur Verfügung, kann er das zugeführte Nahrungsprotein ausschließlich für die Bildung von neuem Gewebe (darunter auch

Muskeln) nutzen. Bis auf wenige Ausnahmen werden komplexe Kohlenhydrate langsamer verstoffwechselt als Einfachzucker. Komplexe Kohlenhydrate versorgen den Körper daher langfristiger mit Energie. Zudem wird die daraus entstehende Glukose vorwiegend als Glykogen gespeichert. Die tägliche Kohlenhydratzufuhr sollte daher überwiegend aus komplexen Kohlenhydraten bestehen. Lediglich Creatinmonohydrat sollte mit Einfachzuckern (am besten mit einem großen Glas rotem Traubensaft) eingenommen werden. Die durch den darin reichlich enthaltenen Einfachzucker ausgelöste Insulinausschüttung schleust das Creatin schnell in die Muskelzelle.

Im Gegensatz zu Protein können etwa 500g Kohlenhydrate (in Form von Glykogen) in Muskeln und Leber gespeichert werden. Ein Gramm Glykogen bindet etwa 2,7g Wasser und führt zu einer Wasserspeicherung (im Muskel, nicht unter der Haut), die das Muskelvolumen vergrößert. Da die Glykogenspeicher jedoch schon nach wenigen Stunden körperlicher Aktivität aufgebraucht sind, muß dieser Vorrat wieder aufgefüllt werden. Eine gleichmäßige und kontinuierliche Versorgung mit Kohlenhydraten ist daher Grundvoraussetzung für maximalen Muskelzuwachs.

Der tägliche Kohlenhydratbedarf liegt laut Bompa zwischen 10,0g und 11,8g pro kg Körpergewicht. Um den Blutzuckerspiegel auf gleichbleibendem Niveau zu halten, empfiehlt es sich, die Gesamtmenge an Kohlenhydraten auf 5–6 Mahlzeiten zu verteilen. So lassen sich drastische Blutzuckerschwankungen und damit einhergehende Nebenerscheinungen wie die Freisetzung großer Mengen Insulin, Fettspeicherung und Leistungsabfall verhindern.

Berechnung der Kohlenhydratzufuhr

Körpergewicht: 75kg

75 x 10,0 = 750
750g Kohlenhydrate bei 10,0g pro kg Körpergewicht

75 x 11,8 = 885
885g Kohlenhydrate bei 11,8g pro kg Körpergewicht

Die tägliche Kohlenhydratzufuhr sollte für einen 75kg schweren Kraftsportler zwischen 750g und 885g liegen. Diese Menge sollte auf 5–6 Mahlzeiten verteilt werden, so daß Kohlenhydrate mit jeder Mahlzeit zugeführt werden. Auf diese Weise wird der Blutzuckerspiegel weitgehend konstant gehalten und eine optimale Energieversorgung gewährleistet.

Mengenangabe nach Yessis, Michael: Soviet Training Methods. Barnes & Noble Publishing, New York 1990. Zitiert nach: Tudor O. Bompa: Periodization Of Strength. Veritas Publishing Inc., Toronto 1993, S. 210

Fette

Auch Fett ist für den hart trainierenden Kraftsportler von besonderer Bedeutung. Es regelt eine Vielzahl körperlicher Funktionen und ist für die Verwertung der fettlöslichen Vitamine verantwortlich. Lebenswichtige Fettsäuren wie Linol- und Linolensäure können vom Körper nicht selbst produziert werden und müssen mit der Nahrung aufgenommen werden (sog. essentielle Fettsäuren).

Ohne ausreichend Fett in der Nahrung kann es zu einer Unterversorgung wichtiger Nährstoffe kommen, die einen maximal möglichen Muskelaufbau verhindert.

Der tägliche Fettkonsum beim Aufbautraining mit Creatinzufuhr sollte etwa bei 15% der Gesamtkalorien liegen und vorwiegend aus ungesättigten Fetten (Olivenöl, Distelöl) anstatt gesättigten Fetten (fettes Fleisch) bestehen.

Vitamine, Mineralstoffe und Spurenelemente

Eine ausgewogene Ernährung mit viel frischem Obst und Gemüse ist noch keine Garantie für die ausreichende Versorgung mit Vitaminen, Mineralstoffen und Spurenelementen. Ein Mangel an diesen Nährstoffen hemmt aber den Muskelaufbau. Bei hochintensivem Training, das bei einer Creatin-Einnahme ohnehin angezeigt ist, kann von einem stark erhöhten Bedarf des Athleten an Mikronährstoffen ausgegangen werden.

Auch wenn die Einnahme eines guten Multivitamin-/Mineralstoffpräparates sich nicht gleich in vermehrtem Kraft- oder Massezuwachs äußert: Unterschätzen Sie die vielfältigen positiven Wirkungen nicht, die ein ausreichendes Angebot an diesen Mikronährstoffen auslösen kann. Alle Körpergewebe und -funktionen, darunter auch die Muskulatur, das Nervensystem, ja sogar der Proteinstoffwechsel sind auf eine ausreichende Versorgung mit Vitaminen und Mineralien angewiesen. Wenn Sie diese als Supplements einnehmen, werden Sie länger und härter trainieren können, und Sie werden mehr Muskelmasse aufbauen.

Besonderes Augenmerk muß der Versorgung mit Antioxidantien gelten. Bei hochintensivem Training fallen verstärkt »freie Radikale« an, hochagressive Verbindungen, die in den Körperzellen Schaden anrichten können. Antioxidantien können diese freien Radikalen unschädlich machen und so die Re-

Vitamine und Mineralien

Folgende Dosierungen an Vitaminen und Mineralien sollten bei Ihrer Creatin-Kur als Mindestmengen für die tägliche Versorgung gelten:

- Vitamin A 10.000 I.E.
- Vitamin D 200–400 I.E.
- Vitamin E 600 I.E.
- Vitamin B1 10mg
- Vitamin B2 10mg
- Vitamin B3 50mg
- Vitamin B6 50mg
- Vitamin B12 200mcg
- Vitamin C 1000mg
- Pantothensäure 50mg
- Biotin 300mcg
- Folsäure 400mcg

- Kalium 4000mg
- Calcium 1200mg
- Phosphor 1200mg
- Magnesium 300mg
- Eisen 20mg
- Zink 50 mg
- Kupfer 5 mg
- Jod 200 mcg
- Selen 200 mcg
- Mangan 4 mg
- Chrom 200 mcg

generation nach harten Trainingseinheiten entscheidend verbessern. Achten Sie deshalb darauf, täglich genügend Vitamin E (600mg) zuzuführen, ebenso ausreichend Selen (200mcg), Vitamin C (1000mg) sowie Beta-Carotin (15mg). Alle vier Verbindungen dienen nicht nur als unverzichtbare Vitamine, bzw. Mineralien, sondern üben auch stark antioxidative Wirkungen aus. Vitamin E und Selen ergänzen sich: die Kombination beider Substanzen hat einen Synergieeffekt zur Folge, der die antioxidative Wirkung erheblich verstärkt.

Schnellere Regeneration bedeutet für Sie, besser ausgeruht in die nächste Trainingseinheit gehen zu können. Das wiederum ermöglicht Ihnen, intensiver zu trainieren und mehr Muskelmasse (oder mehr Kraft) aufzubauen.

Wasser

Der menschliche Körper besteht zum größten Teil aus Wasser. Etwa 60–75% des Muskelgewichts macht das darin eingelagerte Wasser aus. Diese Tatsache allein sollte bereits ausreichen, um zu zeigen, wie wichtig eine ausreichende Wasserversorgung ist. Es nimmt an vielen Stoffwechselfunktionen teil, ist die Grundlage der Elektrolyse und erfüllt regulierende bzw. ausgleichende Funktionen (z.B. Wärmehaushalt).

Gerade während der Einnahme von Creatinmonohydrat empfiehlt es sich, mehr zu trinken als gewohnt. Creatin wirkt wie ein »Wassermagnet« und lagert zusätzlich Wasser in die Muskelzellen ein. Das führt zu einer Vergrößerung des Muskelvolumens, der Muskel wird massiger und stärker.

Die tägliche Zufuhr an Flüssigkeiten sollte je nach Körpergewicht zwischen 2–4 Liter betragen. Am besten eignen sich kohlensäurefreie Mineralwasser (stilles Wasser), zuckerfreie Fruchtsäfte und Tee.

Die Creatineinnahme

Die korrekte Einnahme von Creatinmonohydrat ist die wichtigste Voraussetzung für eine erfolgreich Creatin-Kur. Um den größtmöglichen Nutzen aus der Anwendung von Creatinmonohydrat zu erzielen, gilt es folgende Aspekte ebenfalls zu berücksichtigen:

- Die Creatin-Kur sollte aus einer Aufladephase, einer Erhaltungsphase und einer Ruhephase bestehen.
- Maximale Masse- und Kraftzuwächse lassen sich nur mit intensivem Krafttraining während der Creatin-Kur erzielen.
- Während der Creatin-Kur muß mit hoher Intensität trainiert werden; in der anschließenden Ruhephase sollte die Trainingsintensität gesenkt werden. So kann die Wirkung von Creatin optimal genutzt und die Gefahr von Übertraining verringert werden.
- Je niedriger der körpereigene Creatinspiegel zu Beginn der Creatin-Anwendung, desto bessere Erfolge lassen sich mit Creatin erzielen. Wer also bislang nur sehr wenig Fleisch verzehrt hat, wird von der Creatin-Zufuhr am stärksten profitieren.
- Creatinmonohydrat muß über den Tag verteilt in mehreren kleinen Gaben eingenommen werden. Die Muskeln können nur eine bestimmte Menge an Creatin aufnehmen (max. 5g pro kg Muskel). Oral eingenommenes Creatin wird bereits nach ein bis eineinhalb Stunden Verweildauer im Blutplasma, von wo es in die Muskelzellen eindringen kann, über

den Urin wieder ausgeschieden.

- Je mehr Creatin eingenommen wird, desto stärker steigt die Ausscheidungsrate. Die Muskeln können nur begrenzte Mengen aufnehmen, und der Körper ist bestrebt, das überschüssige Creatin schnell abzubauen und als Creatinin auszuscheiden. Anders ausgedrückt: Die Verluste werden mit zunehmender Dosis größer. Wenn jemand z.B. in der Erhaltungsphase schon 20g Creatinmonohydrat pro Tag einnimmt, dann wird die Wirkung von weiteren 10g pro Tag nicht mehr so stark spürbar sein.
- Um die Wirkung von Insulin zu nutzen und Creatin schneller in die Muskelzellen zu bringen, sollte Creatinmonohydrat stets mit einem kohlenhydratreichen Getränk (z.B. rotem Traubensaft) eingenommen werden. Die Einnahme sollte zwischen den Mahlzeiten erfolgen und mit möglichst großem Abstand zu den Hauptmahlzeiten (Fett hemmt den Ausstoß von Insulin).

Aufladephase

Jede Creatin–Kur beginnt mit einer »Aufladephase«. Ziel der Aufladephase ist es, den Muskel mit Creatin zu übersättigen und den Creatinspiegel im Blut weitgehend konstant zu halten, um den Muskel optimal aufladen zu können. Liegt der Creatingehalt im Muskel normalerweise zwischen 3–5g je kg und im Blut bei 0,3–0,8 mg je 100 ml, so kann er während der Aufladephase nahezu verdoppelt werden. Die so geschaffene erhöhte Creatinkonzentration macht den Muskel leistungsfähiger, stärker und massiger. Über die optimale Dosierung während der Aufladephase herrschen geteilte Ansichten. Einige Hersteller

Creatinzufuhr zwischen den Mahlzeiten

07.00 Uhr	Frühstück
	1,5–2 Stunden Zeitabstand
09.00 Uhr	5g Creatinmonohydrat
	1,5–2 Stunden Zeitabstand
10.30 Uhr	Snack
	1,5–2 Stunden Zeitabstand
12.00 Uhr	5g Creatinmonohydrat
	1,5–2 Stunden Zeitabstand
13.30 Uhr	Mittagessen

Die Creatinzufuhr während der Aufladephase gestaltet sich nicht ganz einfach. Die wiederholte Gabe geringer Dosierungen (maximal 5g) garantiert eine optimale Aufladung der Creatinspeicher in den Muskelzellen. Allerdings sollte Creatin stets zwischen den Mahlzeiten eingenommen werden; das mit den Mahlzeiten aufgenommene Fett hemmt die Insulinausschüttung und so den Transport des Creatins zu den Muskelzellen. Der beste Insulinschub wird mit einer Dosis von etwa 50g Zucker erreicht. Bewährt hat sich die Einnahme von Creatinmonohydrat, eingerührt in ein großes Glas Traubensaft (300ml liefern knapp 50g Einfachzucker).

empfehlen bis zu 50 Gramm pro Tag, andere wiederum nur 20 Gramm. Die wichtigsten wissenschaftlichen Studien zur Creatin-Wirkung haben ergeben, daß eine Dosierung von 30 Gramm Creatinmonohydrat pro Tag als optimal bezeichnet werden. Da der Körper überschüssiges Creatin schnell wieder ausscheidet, sollte diese Menge auf sechs Gaben (sechsmal 5 Gramm) verteilt werden.

Die Dauer der Aufladephase beträgt je nach Programm 5–14 Tage. Während dieser Zeit wird eine maximale Auffüllung der

Creatinspeicher in der Muskulatur erreicht. Eine länger andauernde Aufladephase ist aus folgenden Gründen nicht zu empfehlen: Der Körper gewöhnt sich an die hohe Dosierung. Die Ausscheidungs- und damit die Belastungsrate des Organismus steigt. Auch können die Muskeln die große Menge Creatin kaum noch nutzen, da die Creatinspeicher bereits aufgeladen sind.

Obwohl der Preisverfall der Creatinmonohydrat-Präparate (Creatin wird immer billiger) dazu verleiten kann, die hohen Dosierungen und die Dauer der Aufladephase über mehr als fünf Tage fortzuführen, ist, außer für das Profiprogramm, davon abzuraten. Anhaltend hohe Dosierungen nach 5 Tagen bringen nicht mehr so viel, belasten aber Leber und Nieren. Zudem ist die Aufladephase nicht ganz unproblematisch, was die Kombination der Mahlzeiten und der Creatinzufuhr angeht. Es wird entschieden einfacher, wenn Sie in der Erhaltungsphase die Creatingaben zwischen den Mahlzeiten einschränken können.

Erhaltungsphase

Nach der Aufladephase folgt die Erhaltungsphase. Ziel ist es, die in der Aufladephase erreichten, hohen Creatinspiegel in der Muskulatur und die damit einhergehende erhöhte Leistungsfähigkeit zu erhalten. Dazu kann die Dosis auf bis zu 20% der Aufladedosierung reduziert werden. Trotz dieser starken Reduzierung bleibt nach Colgan (1996) der erhöhte Creatinspiegel im Muskel erhalten. Wird die Creatineinnahme allerdings abgebrochen, so sinken die Creatinwerte in Blut und Muskeln innerhalb weniger Tage wieder auf die Ausgangswerte ab.

Hinsichtlich der genauen Dosierung während der Erhaltungsphase gibt es bislang unterschiedliche Auffassungen. Als gesichert gilt aber, daß der Tagesbedarf an Creatin mindestens ebenso hoch anzusetzen ist, wie die Ausscheidungsrate: 1–2g pro Tag. Um aber die leistungssteigernden Effekte des Creatins voll auszuschöpfen und nicht nur die Ausscheidungsmenge abzudecken, wird eine höhere Dosierung benötigt.

Wurde in der Aufladephase die tägliche Creatinmenge auf mehrere Einzelgaben verteilt, so kann sie in der Erhaltungsphase ohne Nachteile auf ein bis zwei Gaben reduziert werden. Um die Wirkung des Insulins zu nutzen, ist Creatinmonohydrat auch während der Erhaltungsphase mit rotem Traubensaft oder einem anderen Getränk, das reich an einfachen Kohlenhydraten ist, einzunehmen.

Die Erhaltungsphase dauert 4–5 Wochen. In dieser Zeit können die durch die Aufladephase erhöhten Creatinspeicher erhalten und so die optimalen Voraussetzungen für einen Masse- und Kraftzuwachs geschaffen werden. Insgesamt beträgt die Creatineinnahme damit sechs Wochen (5–14 Tage Aufladephase und 4–5 Wochen Erhaltungsphase).

Ruhephase

Da Muskelaufbau und Kraftzuwachs nicht konstant fortschreiten, sondern schubweise, ist es sinnvoll, die Creatineinnahme ebenso zu gestalten. Einer sechswöchigen Einnahmephase sollte daher eine mindestens ebenso lange Ruhephase folgen. Während dieser Ruhephase empfiehlt es sich, die Trainingsintensität zu reduzieren und eventuelle Verletzungen ausheilen zu lassen. Sie sollten in dieser Zeit auf die Zufuhr von Creatinmonohydrat verzichten. Der Körper hat so die Möglichkeit, sich sowohl vom harten Aufbautraining, als auch von eventuellen Nebenwirkungen der Creatin- und hohen Proteinzufuhr zu regenerieren. Die Creatin-Speicher im Muskel sinken wieder auf den Normalwert ab. Nach vier Wochen kann mit der nächsten Aufladephase begonnen werden. Auf diese Weise können pro Jahr etwa fünf Creatin-Kuren durchgeführt werden.

Sie werden vielleicht versucht sein, die Erhaltungsphase auszudehnen, oder ganz auf eine Ruhephase verzichten zu wollen. Das sollten Sie nicht tun. Niemand hört gern auf, wenn er sich super fühlt und das Training so gut läuft. Sie fahren aber besser damit. Nicht nur, daß nur eine Ruhephase Ihnen bei der nächsten Kur ebenso schnelle und gute Fortschritte garantiert, sie geben dem Körper auch die Möglichkeit, die Creatin–Einnahme zu »vergessen«. Bei der nächsten Kur wird er dann wieder voll auf die Creatin-Zufuhr ansprechen. Erfahrungsgemäß sinkt nämlich die Wirkung einer jeden Substanz umso stärker, je länger sie eingenommen wird. Mit der Ruhephase wirken Sie einer Gewöhnung des Körpers an Creatin (und damit einer erhöhten Abbaurate) entgegen.

Dauereinnahme

Diese Strategie basiert auf der Annahme, daß die Creatinkonzentration durch ununterbrochene Zufuhr auf maximalem Niveau gehalten werden kann. Eine mögliche Gewichtsabnahme und damit einhergehende Masse- und Kraftverluste, die nach dem Absetzen bei herkömmlicher Einnahme (Aufladephase, Erhaltungsphase, Ruhephase) auftreten können, werden vermieden.

Allerdings ist der menschliche Körper ein sehr anpassungsfähiger Organismus, der stets bestrebt ist, ein Gleichgewicht (Homöostase) zu halten. Es ist kaum anzunehmen, daß er sich nicht an die hohe Creatinzufuhr gewöhnt. Er wird vielmehr jene Systeme verstärkt aktivieren, die Creatin abbauen und ausscheiden.

Der Vollständigkeit halber soll aber die Daueranwendung ebenfalls erklärt werden. Dabei weichen Dosierung und Art der Einnahme nur unwesentlich von der herkömmlichen Auflade- und Erhaltungsphase ab. Zu Anfang wird mit einer fünftägigen Aufladephase begonnen, in der täglich 24g Creatinmonohydrat, verteilt auf 6 Einzelgaben zu 4g, eingenommen werden. Daran anschließend folgt eine vierwöchige Erhaltungsphase, in der sich die Dosierung nach den Angaben von Hatfield richtet (siehe Kasten).

Unmittelbar daran schließt sich eine erneute Aufladephase an. Diesmal werden aber nur drei Tage lang 24g eingenommen, verteilt auf 6 Einzelgaben zu 4g. Daran schließt sich wiederum eine vierwöchige Erhaltungsphase an. Dieses Schema wird dann beibehalten: drei Tage Aufladephase, vier Wochen Erhaltungsphase usw. Nach etwa sechs Monaten (oder am Ende der Saison, bzw. nach einem wichtigen Wettkampf) würde dann eine vierwöchige Ruhephase eingelegt, bevor mit einer erneuten Dauereinnahme begonnen wird.

Wie sich die andauernde Anwendung von Creatinmonohydrat gesundheitlich auswirkt, kann bislang nur vermutet werden. Aus sportmedizinischer und ernährungphysiologischer Sicht soll eine dauerhafte Nahrungsergänzung mit 10 Gramm pro Tag und eine phasenweise Zufuhr von etwa 20 Gramm

Creatinprogramme und Dosierungen

	Standardprogramm	*Profiprogramm*	*Sparprogramm*
	Aufladung	**Aufladung**	
1. Tag	20g	24g	Aufladephase
2. Tag	20g	24g	genau wie
3. Tag	20g	24g	Erhaltungsphase:
4. Tag	20g	24g	pro Tag 2 x 3g
5. Tag	20g	24g	Creatinmonohydrat
	Erhaltungsphase		
6. Tag	Dosierung	24g	
7. Tag	nach der	24g	
8. Tag	Hatfield-	24g	
9. Tag	Tabelle	24g	
10. Tag		24g	
11. Tag		24g	
12. Tag		24g	
13. Tag		24g	
14. Tag		24g	
		Erhaltungsphase	
3. Woche pro Tag		12g	
4. Woche pro Tag		12g	
5. Woche pro Tag		12g	
6. Woche pro Tag		12g	
Ruhephase			
7. Woche	Alle Programme: keine Einnahme von Creatinmonohydrat; Trainingsintensität verringern		
8. Woche			
9. Woche			
10. Woche			
11. Woche	Wiederholung der Creatinkur		

jedoch unbedenklich sein (Wiebke, Jeschke und Lorenz 1995, zietiert nach Reuss und Wodick 1996). Die Auswirkungen einer Dauereinnahme sind bisher noch nicht erforscht, weshalb davon aus heutiger Sicht abzuraten ist.

Creatinprogramme

Wie zuvor schon erklärt, kann die Anwendung von Creatinmonohydrat auf unterschiedliche Weise erfolgen, nämlich als Kur oder als Dauereinnahme. Die Anwendung von Creatin in Form mehrer Kuren pro Jahr hat allerdings entscheidende Vorteile: Durch die Einnahme-Pausen zwischen den Kuren wird einer Gewöhnung an Creatinmonohydrat vorgebeugt. Eventuelle Nebenwirkungen oder Unverträglichkeiten werden ebenfalls abgemildert, da der Körper Gelegenheit hat, sich von der Creatinzufuhr zu erholen. Überdies nutzen Sie die Wirkungen besser aus, da Sie Creatin nur in hochintensiven Trainingsphasen zuführen. In diesen Phasen können Sie sich geistig und körperlich voll auf das Training konzentrieren. Das garantiert maximale Fortschritte. Letztlich schonen Sie auch Ihre Geldbörse. Für eine Creatin-Kur können drei Strategien besonders empfohlen werden:

- das Standardprogramm
- das Profiprogramm
- das Sparprogramm

Standardprogramm

Mit dem Standardprogramm werden alle Sportler gute Fortschritte hinsichtlich Muskel- und Kraftsaufbau machen. In der Aufladephase wird fünf Tage lang jeweils 20g Creatinmonohy-

Das Standardprogramm

07.00 Uhr
200g Müsli
0,4l entrahmte Milch
2EL Honig
1 Banane
1 Apfel
1 Multivitamin-/Mineraltablette
250mg Vitamin C
200I.E. Vitamin E
15mg Zink
50mcg Selen
10mg Beta Carotin

08.00 Uhr
4g Creatinmonohydrat
0,3l roter Traubensaft

09.30 Uhr
200g Vollkorntoast
100g Thunfisch in Wasser
20g Mayonnaise (50%)
0,3l entrahmte Milch
50g Weight-Gain Pulver

11.00 Uhr
4g Creatinmonohydrat
0,3l roter Traubensaft

13.00 Uhr
200g Kartoffeln
200g Rumpsteak
150g Blumenkohl

14.30 Uhr
4g Creatinmonohydrat
0,3l roter Traubensaft

16.00 Uhr
200g Vollkornbrot
100g Geflügelwurst
0,2l entrahmte Milch
30g Proteinpulver (80%)
1 Multivitamin-/Mineraltablette
250mg Vitamin C
200I.E. Vitamin E
15mg Zink
50mcg Selen
10mg Beta Carotin

18.30 Uhr
4g Creatinmonohydrat
0,3l roter Traubensaft

20.00 Uhr
200g Vollkornnudeln
150g Seelachsfilet
200g Broccoli

22.00 Uhr
4g Creatinmonohydrat
0,3l roter Traubensaft

Gesamt 4520 Kcal: 230g Protein, 743g Kohlenhydrate, 70g Fett.

Beim Standardprogramm dauert die Aufladephase 5 Tage, an denen Sie jeweils 5x täglich 4g Creatinmonohydrat einnehmen. Bei der daran anschließenden Erhaltungsphase wird Creatin nach dem Hatfield-Modell zugeführt (siehe folgende Seite). Der Protein- und Kohlenhydratbedarf wird über Lebensmittel gedeckt. Die hier aufgeführten Mahlzeiten sollen lediglich als Beispiel dienen, Sie sollten die von Ihnen bevorzugten Nahrungsmittel einsetzen. Prüfen Sie den Protein-, Kohlenhydrat- und Fettanteil Ihrer Ernährung jeden Tag; nur so können Sie sicher sein, genug Kalorien für den Aufbau von Muskelmasse zu erhalten.

drat eingenommen. Für die Erhaltungsphase kann die exakte Dosis, abgestimmt auf Körpergewicht und Körperfettanteil aus der Hatfield-Tabelle abgelesen werden. So stellen Sie sicher, daß Sie mit der eingesetzten Dosis eine optimale Wirkung erzielen.

Die Effektivität des Standardprogramms läßt sich folgendermaßen bewerten: Reuss und Wodick (1996) haben die Ergebnisse verschiedener Untersuchungen von Balsom und Hultmann gegenübergestellt. Mit normaler Mischkost beträgt die durchschnittliche Creatinkonzentration 300mg pro 100g Muskelgewebe. Eine Creatinzufuhr wie für das Standardprogramm empfohlen steigert die Creatinkonzentration auf etwa 420mg pro 100g Muskelgewebe.

Das Standardprogramm sieht neben der Creatin–Einnahme auch die Zufuhr von Vitaminen, Mineralstoffen und Spurenelementen vor, um mögliche Mangelerscheinungen, die durch intensives Training hervorgerufen werden, vorzubeugen. Zusätzliches Protein unterstützt den anabolen Stoffwechsel und schafft damit beste Voraussetzungen für maximales Muskelwachstum.

Erhaltungsdosis nach Hatfield

für die Erhaltungsphase des Standardprogramms

Hatfields Modell zur Bestimmung der Creatindosis in der Erhaltungsphase bezieht sowohl das Körpergewicht, als auch den Körperfettanteil mit ein (zur Schätzung des Körperfettanteils siehe Kasten »Errechnung des Proteinbedarfs«). Wenn Ihre Dosierung 6g übersteigt, sollten Sie diese Dosis auf zwei Einzelgaben verteilen (Einnahme 1x morgens zwischen den Mahlzeiten, sowie 1x nachmittags zwischen den Mahlzeiten).

	Prozent Körperfett				
	4%	*8%*	*12%*	*16%*	*20%*
Gewicht	**Gramm Creatinmonohydrat pro Tag**				
52,0 kg	5	4,75	4,5	4,25	4
56,0 kg	5,5	5	5	4,75	4,5
60,0 kg	5,75	5,5	5,25	5	4,75
67,5 kg	6,5	6,25	6	5,75	5,5
75,0 kg	7,25	7	6,75	6,5	6,25
82,5 kg	7,75	7,5	7,25	7	6,75
90,0 kg	8,5	8,25	8	7,75	7,5
100,0 kg	9	8,75	8,5	8,25	8
110,0 kg	10,5	10,25	10	9,75	9,5
125,0 kg	11	10,75	10,5	10,25	10
135,0 kg	12	11,17	11,5	11,25	11

Tabelle entnommen: Hatfield, F.C.: Creatine – The Power Nutrient. Muscular Development 10/1994, S. 120

Profiprogramm

Mit dem Profiprogramm gehen Sie bezüglich Creatindosierung und anderen Nahrungsergänzungen keine Kompromisse ein. Es eignet sich gut für Athleten, die schon mit Creatin experimentiert haben, sowie jene, die es sich leisten können, für die Phase der Creatin-Einnahme mehr Geld einzusetzen. Am besten profitieren Sie vom Profi–Programm, wenn Sie sich in den 6 Wochen der Creatin-Kur voll Ihrem Training widmen und sonstige Verpflichtungen auf ein Minimum zurückfahren.

Schon in der Aufladephase nehmen Sie die maximale Dosis Creatin ein. Sechs tägliche Gaben von jeweils 4g sorgen dafür, daß die Creatin-Konzentration im Blut über den ganzen Tag weitgehend konstant bleibt. In der Erhaltungsphase wird die Creatinzufuhr lediglich auf 12g vermindert, die in drei Dosen aufgenommen werden. So sollen Schwankungen des Creatingehaltes im Muskel schneller ausgeglichen werden, mit dem Ziel, beim nächsten Training wirklich mit übervollen Creatinspeichern anzutreten.

Die anderen Nahrungsergänzungen (Vitamine, Mineralstoffe, Spurenelemente und Protein) sind beim Profi-Programm ebenfalls höher dosiert. So soll verhindert werden, daß nicht einmal kleinste Nährstoffmängel den Regenerationsprozeß stören können. Zweimal pro Tag werden jeweils 2g der Aminosäure Arginin eingenommen. So wird das Immunsystem des Sportlers optimal gestärkt und möglichen Infektionen vorgebeugt, die sich negativ auf Trainingsleistung und Regeneration auswirken können (Barbul et al. 1981, Barbul et al. 1984).

Das Profi-Programm stellt das Nonplusultra der Creatinprogramme dar, leider auch in punkto Kosten. Für den nüchternen

Das Profiprogramm

6.30 Uhr
4g Creatinmonohydrat
0,2l roter Traubensaft

07.00 Uhr
5 ganze Eier (Rührei)
200g Vollkornbrot
100g Geflügelwurst
0,3l Orangensaft
1 Multivitamin-/Mineraltablette
500mg Vitamin C
400I.E. Vitamin E
25mg Zink
100mcg Selen
15mg Beta Carotin

09.00 Uhr
4g Creatinmonohydrat
0,2l roter Traubensaft

10.00 Uhr
200g Müsli
2g Arginin
0,4l entrahmte Milch

12.00
4g Creatinmonohydrat
0,2l roter Traubensaft

13.00 Uhr
200g Vollkornreis
250g Rinderfilet
100g Broccoli
1 Multivitamin-/Mineraltablette

15.00 Uhr
4g Creatinmonohydrat
0,2l roter Traubensaft

16.00 Uhr
0,5l entrahmte Milch
25g Proteinpulver (90%)
25g Weight-Gain Pulver

18.00 Uhr
150g Vollkornnudeln
250g Putenbrust
150g Feldsalat
1 Multivitamin-/Mineraltablette
500mg Vitamin C
400I.E. Vitamin E
25mg Zink
100mcg Selen
15mg Beta Carotin

19.00 Uhr
4g Creatinmonohydrat
0,2l roter Traubensaft

20.00 Uhr
0,3l entrahmte Milch
2g Arginin
30g Proteinpulver (90%)

22.00 Uhr *4g Creatinmonohydrat* 0,2l roter Traubensaft	Gesamt 4800 Kcal: 240g Protein, 790g Kohlenhydrate, 75g Fett.

Beim Profiprogramm dauert die Aufladephase 14 Tage, an denen 6x täglich 4g Creatinmonohydrat eingenommen wird. In der daran anschließenden, vierwöchigen Erhaltungsphase reichen 3x täglich 4g Creatin völlig aus, um den Creatingehalt im Muskel auf höchstem Niveau zu halten. Der Protein und Kohlenhydratbedarf wird nicht nur über hochwertige Nahrungsmittel gedeckt, sondern es wird auch auf Sportnahrungsmittel wie Proteinkonzentrate und Weight-Gainer zurückgegriffen. Vitamine und Mineralien werden reichlich zugeführt, ebenso wie zusätzliche Gaben von Antioxidantien. Die hier aufgeführten Mahlzeiten sollen lediglich als Beispiel dienen, Sie sollten die von Ihnen bevorzugten Nahrungsmittel einsetzen. Prüfen Sie den Protein-, Kohlenhydrat- und Fettanteil Ihrer Ernährung jeden Tag; nur so können Sie sicher sein, genug Kalorien für den Aufbau von Muskelmasse zu erhalten.

Rechner sei hier angemerkt: Die mögliche Mehrleistung mit diesem Programm wird sich nicht proportional zur eingesetzten Geldmenge verhalten. Anders ausgedrückt, die Fortschritte damit werden nicht automatisch doppelt so groß ausfallen, wie mit dem Standardprogrammm. Wenn Sie aber in den sechs Wochen mit dem Profi-Programm hart trainieren, sich gut ernähren und erholen, dann gibt Ihnen das Profi–Programm die Chance, das Maximum an Muskel- oder Kraftzuwachs zu erzielen.

Auf der Skala von Reuss und Wodick (1996, basierend auf Ergebnissen von Balsom und Hultmann) wird mit einer Creatinzufuhr, wie im Profiprogramm empfohlen, der Creatingehalt im Muskel von 300mg pro 100g Muskelgewebe auf bis zu 450mg pro 100g Muskel gesteigert. Das entpräche einem Anwachsen der Creatinspeicher von bis zu 50% über das Normalmaß.

Sparprogramm

Trotz des Preisverfalls der Creatinmonohydrat-Präparate ist die Anwendung immer noch eine kostspielige Angelegenheit. Neben Creatin muß ja auch verstärkt Protein zugeführt werden, und eine Versicherung gegen Nährstoffmängel in Form eines günstigen Multivitamin-/Mineralstoffpräparats sollte auch nicht fehlen.

Das Sparprogramm basiert auf den Forschungsergebnissen von Balsom und Söderlund aus dem Jahre 1994 (zitiert nach Reuss und Wodick 1996). In ihren Untersuchungen stellten sie fest, daß eine 14–30 tägige Nahrungsergänzung mit täglich 3–5 Gramm Creatinmonohydrat fast den gleichen Effekt hat, wie die herkömmliche Anwendung mit einer Auflade- und Erhaltungsphase. Beim Sparprogramm werden 3g Creatin zweimal pro Tag gegeben. So dauert es zwar ein wenig länger, bis die Muskulatur mit Creatin aufgeladen ist (entsprechend natürlich auch länger, bis sich erste Erfolge einstellen), aber es führt ebenso sicher zu einem vermehrten Muskel- und Kraftaufbau.

Das Sparprogramm eignet sich auch besonders gut für alle Sportler, die zum ersten Mal Creatinmonohydrat einnehmen. Dabei kann nämlich ein interessanter biologischer Effekt genutzt werden: Wer Creatin noch nicht angewendet hat, verfügt gewöhnlich über niedrige körpereigene Creatinspeicher und sehr niedrige Toleranzen für Creatin. Je niedriger die Creatinspeicher zu Beginn der Anwendung sind, desto besser wirkt Creatinmonohydrat. Und wenn die Substanz dem Körper noch

Das Sparprogramm

07.00 Uhr
200g Haferflocken
0,5l entrahmte Milch
50g Rosinen
2 EL Honig
1 Banane
1 Multivitamin-/Mineraltablette

09.00 Uhr
3g Creatinmonohydrat
0,3 l roter Traubensaft

10.00 Uhr
200g Vollkornbrot
40g Erdnussbutter
0,5l Buttermilch
1 Nektarine

13.00 Uhr
200 g Hartweizen-Spaghetti
300 g Schweineschnitzel
200 g Broccoli

16.00 Uhr
200 g Reis
150 g Thunfisch in Wasser
100 g Ananas
1 Multivitamin-/Mineraltablette

19.00 Uhr
200 g Kartoffeln
3 Eier
1 kleiner gemischter Salat

21.00 Uhr
3g Creatinmonohydrat
0,3 l roter Traubensaft

4635 Kcal: 760g Kohlenhydrate, 230g Protein, 75g Fett

Beim Sparprogramm wird auf die eigene Aufladephase verzichtet. Statt dessen wird über einen Zeitraum von 6 Wochen 2x täglich 3g Creatinmonohydrat eingenommen. Der Protein- und Kohlenhydratbedarf wird über Lebensmittel gedeckt. Die hier aufgeführten Mahlzeiten sollen lediglich als Beispiel dienen, Sie sollten die von Ihnen bevorzugten Nahrungsmittel einsetzen. Prüfen Sie den Protein-, Kohlenhydrat- und Fettanteil Ihrer Ernährung jeden Tag; nur so können Sie sicher sein, genug Kalorien für den Aufbau von Muskelmasse zu erhalten.

unbekannt ist, braucht er länger, um die Abbauprozesse dafür zu verstärken. Aus diesem Grund können bereits mit einer geringen Dosierung gute Resultate hinsichtlich Masse- und Kraftaufbau erzielt werden. Warum also gleich mit der maximalen Dosierung beginnen, wenn es auch mit weniger geht!

Die Menge von zusätzlichen Vitaminen, Mineralstoffen und Spurenelementen ist auf ein Minimum beschränkt, jedoch ausreichend, um möglichen Mangelerscheinungen vorzubeugen. Der Proteinbedarf wird über proteinreiche Nahrungsmittel gedeckt, womit ein Proteinkonzentrat eingespart wird. Das Sparprogramm eröffnet dem Sportler mit »knappem Geldbeutel« die Möglichkeit, Creatinmonohydrat optimal einzusetzen und Muskelmasse und Kraft zu steigern.

Zielorientiertes Training

Wie bereits in Kapitel 1 festgestellt, führt Creatinmonohydrat sowohl zu einem verstärkten Muskelaufbau, als auch zu einer Steigerung der Maximalkraft. Das Ausmaß der Verbesserung hängt jedoch hauptsächlich von der Art des Trainings ab.

Ohne die Stimulation der Muskulatur durch intensives Krafttraining läßt sich kein Muskelzuwachs erzielen. Ebensowenig wie eine »ausgewogene« Ernährung und »gute« Supplements, so ist auch »korrektes« Training nicht exakt definierbar. Was für den einen wirkt, muß nicht gleich für jedermann das non-plus-ultra sein.

Besonders die Trainingsprogramme der Profi–Bodybuilder lassen sich nicht auf den durchschnittlichen Athleten übertragen. Das von den Bodybuilding-Champions ständig neue »Trainingsprinzipien« propagiert werden, macht die Wahl des passenden Programms nicht einfacher. Es gibt aber Grundlagen, die die Orientierung erleichtern und bei der Zusammenstellung eines Trainingsplanes helfen können. Dazu zählen unter anderem Kenntnisse über den Aufbau der Muskulatur, wie sie zuvor besprochen wurden. Für den Bodybuilder von besonderem Interesse ist die Tatsache, daß die Muskelkraft nicht proportional zum Muskelumfang ansteigt. Gewichtheber in den leichten Gewichtsklassen sind z.B. in Relation zu ihrer geringen Muskelmasse überdurchschnittlich stark.

Die Kraft eines austrainierten Bodybuilders steht aber oft in keiner Relation zu seiner enormen Muskelmasse. In beiden Sportarten wird mit Gewichten trainiert, doch die Art des Trainings unterscheidet sich stark. Creatin kann sowohl für eine Steigerung der Maximalkraft eingesetzt werden, als auch für mehr Muskelmasse.

Training für Muskelwachstum

Muskelwachstum (Hypertrophie) wird durch Training mit Maximalgewichten nicht optimal gefördert. Vielmehr muß mit mehr Wiederholungen und geringerem Gewicht gearbeitet werden. So kommt es durch eine gesteigerte Proteineinlagerung in den einzelnen Muskelzellen zu einer Verdickung der Muskelfasern.

Der Muskel wächst, kann mehr Spannung erzeugen und wird dadurch leistungsfähiger. Überdies kann auch mehr Glykogen eingelagert werden. Glykogen bindet Wasser, und es kommt zu einer vermehrten Wasserspeicherung im Muskel. Das Muskelvolumen erhöht sich und der Muskel wirkt massiger. Creatinmonohydrat unterstützt diesen Vorgang, indem es

Trainingsprogramm für Masseaufbau

Tag 1: Brust, Rücken

Übung	Sätze x Wiederholungen
Bankdrücken	1 x 12
	1 x 10
	1 x 8
	1 x 6
	1 x 10
Überzüge	1 x 12
	1 x 10
	1 x 8
Rudern vorgebeugt	1 x 12
	1 x 10
	1 x 8
	1 x 6
	1 x 10
Rudern sitzend	1 x 12
	1 x 10
	1 x 8

Tag 2: Schultern, Trapez

Übung	Sätze x Wiederholungen
Nackendrücken	1 x 12
	1 x 10
	1 x 8
	1 x 6
	1 x 10
Seitheben	1 x 12
	1 x 10
	1 x 8
Schulterheben	1 x 12
	1 x 10
	1 x 8
	1 x 6
	1 x 10
Rudern aufrecht	1 x 12
	1 x 10
	1 x 8

Tag 3: Oberschenkel, Waden

Übung	Sätze x Wiederholungen
Kniebeuge	1 x 12
	1 x 10
	1 x 8
	1 x 6
	1 x 10
Beincurl	1 x 12
	1 x 10
	1 x 8
Wadenheben stehend	1 x 12
	1 x 10
	1 x 8
Wadenheben sitzend	1 x 12
	1 x 10
	1 x 8

Tag 4: Trizeps, Bizeps		**Langhantelcurl**	1 x 12
Bankdrücken eng. Griff	1 x 12		1 x 10
	1 x 10		1 x 8
	1 x 8		1 x 6
	1 x 6		1 x 10
	1 x 10		
		Konzentrationscurl	1 x 12
Dips	1 x 12		1 x 10
	1 x 10		1 x 8
	1 x 8		

sowohl die Glykogenspeicherung verstärkt, als auch die Wasserspeicherung unterstützt.

Um die für einen optimalen Muskelaufbau notwendigen chemischen Reaktionen herbeizuführen, empfiehlt sich daher das »submaximale Training«. Es sollten Gewichte im Bereich von 70–80% der Maximalleistung verwendet werden. Das erscheint auf den ersten Blick vielleicht nicht schwer genug, doch es hilft einen häufigen Fehler zu vermeiden: das Training mit zu schwerem Gewicht. Submaximales Gewicht ermöglicht es, in jedem Satz bis zur Muskelerschöpfung zu trainieren. Diese wiederholte Anstrengung bis zur totalen Erschöpfung ist es, die das Muskelwachstum anregt, nicht aber das verwendete Gewicht (Bompa 1993:124).

Ein weiterer wichtiger Punkt ist die Pause zwischen den Trainingseinheiten. Unzureichende Erholung führt sehr schnell zu Übertraining. Um eine ausreichende Regeneration zu gewährleisten, sollte nach einer Trainingseinheit immer mindestens ein Tag Pause eingelegt werden. Pro Muskelgruppe sollten daher nicht mehr als zwei Übungen ausgeführt werden. Die Anzahl der Wiederholungen liegt bei 6–12, wobei der erste Satz mit 12 Wiederholungen als Aufwärmsatz dient. Anschließend werden 3–4 Arbeitssätze mit abnehmender Wiederholungszahl durchgeführt. Entscheidend ist, in jedem Satz bis zur Muskelerschöpfung zu trainieren, soweit, bis keine weitere Wiederholung mehr möglich ist. Die Ruhepause zwischen zwei Sätzen sollte etwa drei Minuten betragen.

Das Programm für Masse-Aufbau berücksichtigt die wesentlichen Faktoren des submaximalen Trainings und ist für den Aufbau von Muskelmasse optimal geeignet.

Training für Maximalkraft

Die Kraft eines Muskels wird vorwiegend durch die Stimulation der motorischen Einheiten (Muskelfaser + Nervenfaser = motorische Einheit) ausgelöst. Beim Krafttraining bestimmt die Gewichtsbelastung, wieviele motorische Einheiten eines Muskels angesprochen werden. Je höher die Belastung, desto mehr motorische Einheiten werden aktiviert. Bei geringen Belastungen (z.B. Training mit 50–60% der Maximalleistung) benutzt der beanspruchte Muskel immer nur einen Teil seiner motorischen Einheiten.

Erst mit schwerem Gewicht werden mehr und mehr motorische Einheiten einbezogen. Werden alle zur Verfügung stehenden motorischen Einheiten aktiviert, kommt es zur maximalen Kraftentfaltung des Muskels. Diese maximale Stimulation der Muskelfasern und die damit einhergehende Steigerung der Maximalkraft, ist nur durch ein Training im Bereich von 85–100% der Maximalleistung zu erreichen.

Da Maximalkrafttraining nicht nur die Muskulatur extrem beansprucht, sondern auch das zentrale Nervensystem, ist die Anzahl der Trainingseinheiten pro Woche auf höchstens drei zu begrenzen. Ein überreiztes zentrales Nervensystem verlängert

Trainingsprogramm für Kraftaufbau

Tag 1: Brust, Trizeps, Schultern, Rücken, Bizeps

Übung	Sätze x Wdh.
Bankdrücken	1 x 12 1 x 6 1 x 4 1 x 2 1 x 1
Dips mit Zusatzgewicht	3 x 8
Seitheben	3 x 8
Rudern sitzend	3 x 8
Langhantelcurl	3 x 8

Tag 2: Rücken, Beinbizeps, Schultern, Trizeps

Übung	Sätze x Wdh.
Kreuzheben	1 x 12 1 x 6 1 x 4 1 x 2 1 x 1
Beincurl	3 x 8
Nackendrücken	1 x 12 1 x 6 1 x 4 1 x 2 1 x 1
Schulterheben	3 x 8
Trizepsdrücken Seilzug	3 x 8

Tag 3: Beine, Brust, Trapez, Rücken, Bizeps

Übung	Sätze x Wdh.
Kniebeuge	1 x 12 1 x 6 1 x 4 1 x 2 1 x 1
Schrägbankdrücken	3 x 8
Rudern aufrecht	3 x 8
Latziehen hinter Kopf	3 x 8
Kurzhantelcurl	3 x 8

die Regenerationsphase zwischen zwei Trainingseinheiten und macht ein hochintensives Training unmöglich. Das Training der Hauptmuskelgruppen (Brust, Schultern, Rücken und Beine) besteht aus je einer Übung, die mit Maximalkraft trainiert wird und einer Ergänzungsübung. Die Maximalkraftübung wird mit 3–5 Sätzen zu je 1–6 Wiederholungen ausgeführt. Bei den Ergänzungsübungen werden 3 Sätze zu je 8 Wiederholungen ausgeführt. Die kleinen Muskelgruppen (Bizeps, Trizeps, Waden, Trapez) werden ausschließlich mit Ergänzungsübungen trainiert. Eine ausreichende Erholung zwischen den Sätzen ist besonders wichtig. Maximalkrafttraining erschöpft die ATP-Speicher des Muskels vollständig; es dauert 3–5 Minuten, bis diese wieder vollständig aufgefüllt sind. Um eine optimale Regeneration zu gewährleisten, sollte zwischen den Sätzen eine Pause von etwa 5 Minuten liegen.

Das Trainingsprogramm für Kraftaufbau berücksichtigt sämtliche Faktoren des Maximalkrafttrainings und ist für Athleten geeignet, die eher an einer Steigerung der Maximalkraft interessiert sind, als an einer Zunahme der Muskelmasse.

Die beschriebenen Trainingspläne sind als Anregung gedacht. Sie können natürlich Ihren individuellen Bedürfnissen angepaßt werden.

*

»JE LÄNGER SIE BODYBUILDING BETREIBEN,
UMSO MEHR WIRD AUS EGO STOLZ, SELBSTACHTUNG,
UND ERHABENHEIT.
DIESE DINGE ERHALTEN EINEN AM LEBEN.«

VINCE GIRONDA

»WENN SIE ANZEICHEN VON ÜBERTRAINING SPÜREN,
UNTERBRECHEN SIE IHR TRAINING SOFORT.
HÜTEN SIE SICH, DIE ALARMSIGNALE
IHRES KÖRPERS ZU IGNORIEREN.«

STEVE HOLMAN

Fragen und Antworten

F: Von meinem Apotheker habe ich erfahren, daß es auch ATP-Präparate (ATP=Adenosintriphosphat) gibt. Ist es nicht sinnvoller, ATP direkt einzunehmen, statt über die Zufuhr von Creatinmonohydrat die Bereitstellung von ATP zu verbessern?

A: Nein, die Einnahme von ATP in Tabletten- oder Pulverform ist nutzlos. Dasselbe gilt auch für Creatinphosphat-Präparate, die von einigen Herstellern angeboten werden. Die ATP- und Creatinphosphat-Moleküle sind zu groß, um unzerstört an ihren Bestimmungsort im Muskel zu gelangen. Beide Substanzen werden im Darm aufgespalten. Sparen Sie sich daher die Ausgabe, geben Sie das Geld besser gleich für Creatinmonohydrat aus.

F: Ich trinke täglich bis zu drei Liter Milch. Kann ich Creatinmonohydrat auch mit Milch einnehmen?

A: Die Creatin-Einnahme mit Milch ist nicht zu empfehlen. Je nach Fettgehalt der Milch (3,5%, 1,5% oder 0,3%) hemmt das Fett einen schnellen Anstieg des Blutzuckerspiegels und damit die Insulinausschüttung. Insulin beschleunigt aber die Aufladung des Muskels mit Creatin, indem es die Creatinmoleküle in die Muskelzelle schleust. Um den Insulinvorteil zu nutzen, sollte Creatinmonohydrat mit einem Getränk eingenommen werden, das reichlich einfache Zucker enthält. Bewährt hat sich dafür roter Traubensaft, der gut 15g natürlichen Zucker pro 100ml aufweist. Wenn Sie aber Creatinmonohydrat unbedingt mit Milch einnehmen möchten, dann verwenden Sie entrahmte Milch mit einem Fettanteil von 0,3%.

F: Wenn ich Creatinmonohydrat zwischen den Mahlzeiten einnehme, bekomme ich gelegentlich Bauchschmerzen und Blähungen. Nehme ich es zum Essen ein, habe ich diese Probleme nicht. Wirkt Creatinmonohydrat auch, wenn ich es zu den Mahlzeiten einnehme?

A: Ja, Sie können Creatinmonohydrat auch mit einer Mahlzeit einnehmen. Allerdings handeln Sie sich damit vermutlich die gleichen Probleme ein, wie bei der Einnahme mit Milch: Das in der Mahlzeit enthaltene Fett verlangsamt den Anstieg des Blutzuckerspiegels und verringert so die Insulinausschüttung. Die Einlagerung des eingenommenen Creatins in die Muskulatur wird so nicht optimal ablaufen. Wenn Sie Ihr Creatin trotzdem mit einer Mahlzeit einnehmen möchten, dann möglichst nur mit fettarmen und kohlenhydratreichen Speisen.

F: Ich mag keinen roten Traubensaft. Gibt es ein anderes Getränk, das die selben Vorteile bietet?

A: Ja, es gibt sogar eine recht preisgünstige Alternative. Mixen Sie 50g Traubenzucker, das entspricht etwa fünf leicht gehäuften Eßlöffeln, in 300ml Mineralwasser. Rühren Sie das Creatinmonohydrat in die Flüssigkeit ein, fertig. Diese Mischung verhilft Ihnen zu einer ebenso hohen Insulinausschüttung, wie die 300ml roter Traubensaft.

F: Ich habe gehört, das man während der Creatin-Kur auf Kaffee verzichten sollte. Ist das wahr?

A: Leider ja. Vandenberghe et al. (1996) ermittelte in einer Vergleichsstudie, daß Kaffee die positiven Wirkungen von Creatinmonohydrat fast vollständig unterbindet. Es kam zwar bei beiden Gruppen (eine Gruppe erhielt nur 0.5g/kg Creatinmonohydrat, die andere 0.5/kg Creatinmonohydrat und 5mg/kg Coffein) zu einem deutlichen Anstieg der Creatinphosphatspiegel im Muskel (4–6%). Doch nur die Gruppe, die allein Creatinmonohydrat erhalten hatte, konnte die Maximalkraft nach sechs Tagen zwischen 10–23% steigern (gemessen am Quadrizepsmuskel).

Bei der Gruppe, die auch Coffein erhalten hatte, konnte keine Steigerung der Maximalkraft festgestellt werden. Dabei scheint nicht die akute Wirkung von Coffein eine Rolle zu spielen. Selbst wenn der Kaffeeverzehr gute 20 Stunden zurücklag, konnte bei der Kraftmessung keine Steigerung festgestellt werden. Auch wenn hier noch weitere Untersuchungen nötig sind, um genau zu klären, wie Coffein die Creatinwirkung hemmt, sollten Sie bei Ihrer Creatinkur nicht nur auf Kaffee, sondern auch auf schwarzen und grünen Tee, Mate-Tee verzichten, oder den Verzehr coffeinhaltiger Getränke doch zumindest in Grenzen halten (dazu zählen auch Cola-Getränke!).

F: Ich nehme seit einigen Wochen Creatinmonohydrat ein, bin auch schon viel stärker und massiger geworden. Leider bin ich nicht mehr so definiert wie vorher. Meine Muskeln sehen eher glatt aus. Kann das am Creatin liegen?

A: Eigentlich nicht, denn Creatinmonohydrat verbessert die Wassereinlagerung innerhalb der Muskelzelle. Das Muskelvolumen nimmt zu und der Muskel wird massiger. Überprüfen Sie Ihre Ernährung auf versteckte Fette und Einfachzucker. In den meisten Fällen ist eine schlechte Ernährung die Ursache für eine glatte Muskulatur. Zuviel Fett und Zucker führt zu einer verstärkten Bildung von Unterhautfettgewebe. Zusätzlich kann es durch zuviel einfache Kohlenhydrate zu einer vermehrten Wasserspeicherung unter der Haut (zwischen Muskel und Haut) kommen. Der Muskel ist zwar massiger, wirkt aber glatt. Sie sollten versuchen, den Fettkonsum, ebenso wie den Verzehr einfacher Zucker einzuschränken.

F: Wie kann ich sicher gehen, daß das Creatin-Präparat, das ich kaufe, auch 100% reines Creatinmonohydrat enthält, und nicht etwa durch Beimengungen gestreckt wurde? Sind die Hersteller ehrlich?

A: Wenn man einen Blick auf die Anzeigen der Creatin-Hersteller wirft, stellt man fest, daß jeder mit 99–100% reinem Creatinmonohydrat wirbt. Demnach müßten alle Produkte reines Creatinmonohydrat enthalten. Ob das so stimmt, läßt sich allerdings nur durch eine Laboruntersuchung feststellen. Fragen Sie einen Apotheker, ob er Ihr Creatin-Präparat untersuchen kann. Eine Produktanalyse kostet etwa DM 50,-.

F: Manche Hersteller bieten Creatinmonohydrat und Eiweiß in einem Präparat kombiniert an. Wirken Kombi-Präparate besser als Creatinmonohydrat allein?

A: Nein, sie sind nicht effektiver. Während der Erhaltungsphase sind Sie aber eine praktische Alternative zu den herkömmlichen Creatinmonohydrat-Präparaten. Der tägliche Bedarf von 5–8g Creatinmonohydrat wird mit ein bis zwei Portionen dieser Kombinationspräparate gedeckt, wobei Sie immer auch Eiweiß für den Muskelaufbau zuführen. Vergessen Sie aber die Kohlenhydrate nicht, mit denen Sie einen Insulinausstoß zur beschleunigten Einlagerung von Creatin in die Muskeln erzwingen wollen. Falls dem Kombi-Präparat keine Einfachzucker beigefügt sind (pro Portion etwa 50g), müssen Sie selbst dafür sorgen. Geben Sie einfach einige Eßlöffel Traubenzucker hinzu. Für die Aufladephase, in der Sie 15–30g Creatinmonohydrat täglich einnehmen, eignen sich diese Präparate dagegen nicht so gut.

F: Was geschieht, wenn ich während der Aufladephase eine Portion Creatinmonohydrat vergesse? Kommt es trotzdem zu einer erhöhten Creatinspeicherung im Muskel oder wird der Aufladevorgang dadurch unterbrochen?

A: Nein, der Aufladevorgang wird nicht unterbrochen. Falls Sie einmal eine Portion nicht einnehmen, können Sie die Menge auf die verbleibenden Portionen dieses Tages aufteilen. Sie sollten aber versuchen, während der 5 Tage dauernden Aufladephase Ihre Creatin-Portionen regelmäßig zwischen den Mahlzeiten einzunehmen, am besten im Abstand von 1,5–2 Stunden von der letzten Mahlzeit. Das ist nicht immer ganz einfach und erfordert etwas Planung, aber nach 5 Tagen wechseln Sie ja bereits zur Erhaltungsphase.

F: Ich nehme seit einigen Jahren anabole Steroide und habe gute Erfolge erzielen können. Viermal pro Jahr mache ich eine sechswöchige Kur, nehme aber nur geringe Dosierungen. Zusätzlich lasse mich regelmäßig von meinem Hausarzt auf Nebenwirkunegn untersuchen. Nun möchte ich Creatinmonohydrat ausprobieren. Bringt Creatinmonohydrat bei gleichzeitiger Steroidgabe überhaupt etwas?

A: Grundsätzlich: Ich rate Ihnen von anabolen Steroiden ab. Auch wenn akute Gesundheitsgefährdungen bei geringen Dosierungen vielleicht nicht unbedingt eintreten, so bringen Sie doch (auch mit geringen Dosierungen!) Ihr Hormonsystem gründlich durcheinander. Bis die verschiedenen hormonellen Regelkreise wieder einwandfrei funktionieren, können viele

Wochen vergehen. Wenn man also bedenkt, daß anabole Steroide Ihrer Gesundheit nicht gerade zuträglich sind, sollten Sie auf jeden Fall Creatinmonohydrat ausprobieren. Viele Sportler berichten von sehr guten Resultaten hinsichtlich Masse– und Kraftsteigerungen. Einige gehen sogar soweit, Creatin mit Steroiden zu vergleichen. Probieren Sie es, vielleicht brauchen Sie in Zukunft gar keine Anabolika mehr.

*

»DER SCHLÜSSEL ZUR ANREGUNG DES MUSKELWACHSTUMS BESTEHT IN MAXIMALER INTENSITÄT.«

SKIP LA COUR

Quellenverzeichnis

ohne Verfasser: Kreatin – Superbenzin für den Muskel? Sportrevue 6/95

Antonio, José und Keith Klein: Relevant Research and Nutrition News for Bodybuilders. Muscle Media 2000 7/96

Arndt, Klaus: Anaboles Training. Das Intensiv-Programm für 8 Kilo Muskelmasse in 4 Wochen. Novagenics Verlag 1995

Arndt, Klaus (Hg.): Power Food. Basisernährung für optimalen Muskelaufbau. Novagenics Verlag 1995

Arndt, Klaus: Leistungssteigerung durch Aminosäuren. Novagenics Verlag 6. Aufl. 1994

Beattie, Shelley & Romano, John: The Creatine Fuel Plus Diet Plan. Muscular Development Fitness Health 4/96

Bircher-Benner, Max: Ordnungsgesetze des Lebens. Bircher-Benner Verlag, Jubiläumsausgabe 1992

Bompa, Tudor O.: Periodization of Strength. 1993

Bricker, Daniel S.: Creatine Monohydrate. Ironman 2/95

Bruker, M.O.: Unsere Nahrung – Unser Schicksal. Emu Verlag, 27. Aufl., 1995

Brunner, Rick: Your Guide to this Bodybuilding Energy Booster. Ironman 5/96

Cavaleri, Franco: Creatine. The Wild Performance Enhancer! Musclemag 5/96

Colgan, Michael: What's Happening in Science That's Revolutionizing Bodybuilding? Muscular Development Fitness Health 4/95

Colgan, Michael: Drugs. State of the Art. Muscular Development Fitness Health 6/96

Costill, D. L.: Inside Running: Basics of Sports Physiology. Indianapolis, Benchmark Press, 1986

Costill; D.L., Daniels, J., Evans, W., Fink, W., Krahenbuhl, G. und Saltin; B.: Skeletal Muscle Enzymes and Fibre Composition in Male and Female Track Athletes. Journal of Applied Physiology, 40:149–154, 1976

Deetjen, P. & Speckmann, E.-J. (Hrsg.): Physiologie. Urban & Schwarzenberg Verlag, 2. neubearb. Aufl. 1994

Fox, E.L., Bowes, R.W. und Foss, M.L.: The Physiological Basis of Physical Education and Athletics. Dubuque, Iowa. Wm. C. Brown Publishers, 1989

Gollnick, P., Armstrong, R, Saubert, C., Piehl, K. und Saltin, B.: Enzyme Activity and Fibre Compositon in Skeletal Muscle of Untrained and Trained Men. Journal of Applied Physiology, 33(3):312–319, 1972

Gollnick, P., Piehl, K und Saltin, B.: Selective Glycogen Depletion Pattern in Human Muscle Fibres after Exercise of Varying Intensity and at Varying Pedal Rates. Journal of Physiology, 241:45–47, 1974

Greenhaff, P.L., Casey, A., Short, A.H. et al.: Influence of Oral Creatine Supplementation of Muscle Torque During Repeated Bouts of Maximal Voluntary Exercise in Man. Clin. Sci. Vol. 84, 1993

Greenhaff, P.: Creatine and its Application as an Ergogenic Aid. International Journal of Sport Nutrition 5, 1995

Harris, R.C., Soderlund, K. & Hultman, E.: Elevation of Creatine in Resting and Exercised Muscle of Normal Subjects by Creatine Supplementation. Clinical Science 83(3), 1992

Hatfield, Frederick C.: Creatine. The Power Nutrient. Muscular Development Fitness Health 10/94

Hultman, E. & Sjoholm, H.: Energy Metabolism and Concentration Force of Human Skeletal Muscle in situ During Electrical Stimulation. Journal of Physiology Vol. 345, 1983

Jacobs, I., Bleue, S., Goodman, J.: Creatine Ingestion Increases Maximal Accumulated Oxygen Deficit and Anaerobic Exercise Capacity. Med Sci Sports Exerc 27 (suppl.) 1995

Jordan, Eliot: Practical Nutrition. Nutrition Research Update. Ironman 6/96

Jordan, Eliot: Creatine and Endurance. Ironman 10/94

Jordan, Eliot: Power and Endurance. Ironman 6/94

Kennedy, Robert: Muscletech Under the Microscope. Musclemag 5/96
Komi, P.V. und Buskirk, E.R.: Effect of Eccentric and Concentric Muscle Conditon on Tension and Electrical Activity of Human Muscle. Ergonomics, 15, 8, 1972
Komi, P., Rusko, H., Vos, J. und Vihko, V.: Anaerobic Performance Capacity in Athletes. Acta Physiologica Scandinavia, 100:107–114, 1977
Leibovitz, Brian: American College of Sports Medicine 1995 Annual Meeting. Muscular Development Fitness Health 10/95
Leibovitz, Brian: Creatine Increases Muscular Power in Humans. Muscular Development Fitness Health 9/94
Lemon, P., Boska, M., Bredle, D. et al.: Effect of Oral Creatine Supplementation on Energetics During Repeated Maximal Muscle Contraction. Med Sci Sports Exerc 27 (suppl.) 1995
Luoma, T.C.: Dollars & Sense. How to Use Supplements to Build a Great Body Without Going Broke!. Muscle Media 2000 7/96
Phillips, Bill: Uncensored Q & A. Muscle Media 2000 7/96
Phillips, Bill: Dollars & Sense. The Gold Cycle. Muscle Media 2000 7/96
Phillips, B. and Luoma, T.C.: Hot! Hot! Hot! Muscle Media 2000 7/96
Polachowski, Wolfgang: Powerfood. Basisernährung für optimalen Muskelaufbau. Novagenics Verlag 1990
Prentice, W.J.: Rehabilitation Techniques in Sports Medicine. Times Mirror/Mosby College Publishing. Toronto, 1990
Pschyrembel: Klinisches Wörterbuch. 257. Aufl. 1994
Redondo, D., Williams, M., Dowling, E. et al.: The Effect of Oral Creatine Monohydrate Supplementation on Running Velocity. Med Sci Sports Exerc 27 (suppl.) 1995
Reuss, Friedrich und Wodick, Reinhard: Creatin in der Sporternährung. Sport & Fitness 9–10/1996
Roche: Lexikon Medizin. 2. Auflage 1987
Sienna, Phillip A.: One Rep Max: A Guide to Beginning Weight Training. 1989

Spande, J.E. & Schottelius, B.A.: Chemical Basis of Fatigue in Isolated Mouse Soleus Muscle. American Journal of Physiology 1970

Tonkin, Peter: Phosphagain. Supplements Next Generation? Musclemag 7/95

Thorstensson, A., Larsson, L., Tesch, P. und Karlsson, J.: Muscle Strength and Fibre Composition in Athletes and Sedentary Men. Medical Science in Sports, 9:26–30, 1977

Tuttle, Dave: Forever Natural. Creatine Part 1. Ironman 6/96

Tuttle, Dave: Forever Natural. Creatine Part 2. Ironman 7/96

Tuttle, Dave: Forever Natural. How to Excel in Sports Drug-Free. Iron Books 1990

Vandenberghe, K. et al.: Caffeine Counteracts the Ergogenic Action of Muscle Creatine Loading. Journal of Applied Physiology, 80(2):452–457, 1996

Wendt, Lothar: Gesund werden durch Abbau von Eiweißüberschüssen. Schnitzer Verlag, 5. Aufl., ohne Jahresangabe (ca. 1994)

Witt, Christian: Spurloses Gift. Focus 14/96

Wolff, Bob & Wright, Jim: Clearing up the Confusion on Bodybuilding's Most Promising Supplement. Muscle & Fitness 3/96

Yessis, Michael: Soviet Training Methods. New York: Barnes & Noble Publishing, 1990

Zirkelbach, Rainer: Creatine (sic). Der Turbolader für die Muskelzelle? Sport & Fitness 4/95

Zittlau, Dieter: Mehr Energie durch Creatine (sic). Sport & Fitness 6/96

Zulag, Greg: State of The Art Supplement. Can Supplements Replace Steroids? Musclemag 3/96

*

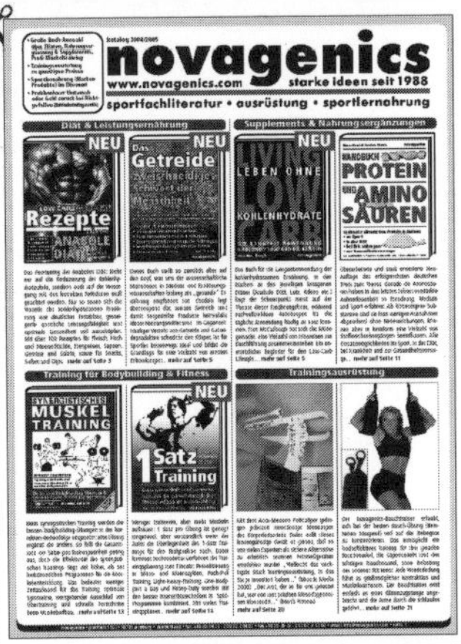

novagenics.com

Fordern Sie unseren Gratis-Katalog an.

Novagenics (gegründet 1988) verlegt und vertreibt Bücher über Training, Diät und Leistungsernährung, sowie ausgewählte Trainingsausrüstung und Sporternährung zu Discount-Preisen. Fordern Sie mit dieser Postkarte (das Porto übernimmt Novagenics) unseren aktuellen Gratis-Katalog an.

☐ **Ja, senden Sie mir umgehend den aktuellen Novagenics-Katalog.**

Gratis-Katalog per Telefon: +49 (0) 2932-28982, Fax 26362

Ihre Meinung ist sehr wichtig! Bitte helfen Sie uns, den Kundenservice weiter zu verbessern:

Kreuzen Sie einfach an, welche Noten auf der Skala von 1 (sehr gut) bis 6 (ungenügend) wir Ihrer Meinung nach verdient haben. Danke.

Welches Novagenics-Buch haben Sie gelesen?

Buch A ....

Buch B ....

Buch C ....

Wie hat es Ihnen gefallen?

Buch A 1 2 3 4 5 6

Buch B 1 2 3 4 5 6

Buch C 1 2 3 4 5 6

Wie war die sprachliche Qualität?

Buch A 1 2 3 4 5 6

Buch B 1 2 3 4 5 6

Buch C 1 2 3 4 5 6

War es sein Geld wert?

Buch A 1 2 3 4 5 6

Buch B 1 2 3 4 5 6

Buch C 1 2 3 4 5 6

Wie bewerten Sie die anderen Leistungen von Novagenics?

Ehrlichkeit (Stimmen unsere Aussagen in Anzeigen und Katalog?)

1 2 3 4 5 6

Erfüllt unsere Kundenbetreuung Ihre Erwartungen? (z.B. Freundlichkeit am Telefon)

1 2 3 4 5 6

Reaktionszeit (wurde Ihre Bestellung schnell zugesandt?)

1 2 3 4 5 6

Kulanz / Garantie (haben wir Ihre Beschwerden / Reklamationen richtig behandelt? Oder glauben Sie, daß wir Sie im Falle einer Reklamation voll zufriedenstellen würden?)

1 2 3 4 5 6

Waren die Versandkosten tragbar für Sie?

1 2 3 4 5 6

Wie bewerten Sie Novagenics im Vergleich zu anderen Sportverlagen?

1 2 3 4 5 6

Was können wir verbessern? ....

....

Was machen andere besser? ....

....

novagenics.com

Wenn Sie mehr über Novagenics und unsere Bücher zu den Themen Diät & Leistungsernährung, Nahrungsergänzungen & Supplements, Training für Bodybuilding & Fitness, sowie unser Angebot an Trainingsausrüstung und unseren Sporternährungs-Discount erfahren möchten, bestellen Sie unseren aktuellen Gratis-Katalog mit dieser Postkarte, oder rufen Sie einfach an unter +49 (0) 2932 - 28982. Sie können den Katalog auch per Fax ordern +49 (0) 2932 - 26362, per Brief (Novagenics • Postfach 1163 • 59701 Arnsberg, Deutschland), oder per E-Mail (info@novagenics.com).

Wir würden uns freuen, wenn Sie die kurzen Fragen auf dieser Postkarte ebenfalls beantworten würden. Ihre Meinung interessiert uns sehr; wir sind stets bemüht, unseren Service nach Ihren Wünschen zu gestalten. Dafür brauchen wir aber ein „Feedback" von unseren Kunden. Vielen Dank für Ihr Verständnis.

Hier bitte Ihre Adresse eintragen

Vorname

Nachname

Straße

Straße

Land PLZ Ort

Ort

Telefon-Nr. für eventuelle Rückfragen

email-Adresse

email-Adresse

LUFTPOST
PAR AVION
PRIORITAIRE

NE PAS AFFRANCHIR
NICHT FREIMACHEN

RÉPONSE PAYÉE / WERBEANTWORT
ALLEMAGNE

Novagenics Verlag
Postfach 1163

D-59701 Arnsberg